D1732280

LE RÉGIME IG BAS

Détoxifiez votre corps, améliorez votre système immunitaire et Rééquilibrez votre alimentation quotidiennement avec +101 recettes faciles et délicieuses sans sacrifier le goût

Antoinette Doux

Copyright 2023

Tutti i diritti riservati

«Les études montrent qu'un régime à IG bas est bien plus efficace pour maigrir que les autres approches. Il réduit aussi le risque de diabète et de maladies cardio-vasculaires.»

Dr David Ludwig, École de santé publique de Harvard

INTRODUCTION À L'ALIMENTATION À IG BAS 9

POURQUOI MANGER IG BAS EST BON POUR VOUS ! 10

PREVENTION DES RISQUES DE PLUSIEURS MALADIES ET LES BENEFICES POUR LES DIABETES. 11

COMBATTRE L'OBESITE ET MAIGRIR 13

LA SANTE MENTALE ET PSYCHOLOGIQUE 14

LES ALIMENTS À PRIVILÉGIER POUR ÊTRE EN BONNE SANTÉ ET CEUX À ÉVITER 16

ALIMENTS À PRIVILÉGIER DANS UN RÉGIME IG BAS 16

ALIMENTS À ÉVITER DANS UN RÉGIME IG BAS 31

LES RECETTES À FAIBLE INDEX GLYCÉMIQUE 34

RECETTES PETIT-DÉJEUNER 34

PORRIDGE PROTÉINÉ PRALINÉ 35

GAUFRES SALÉES AVEC AVOCAT, SAUMON ET ŒUFS 36

PANCAKES MOELLEUX 37

CRÊPES À IG BAS ET SANS BEURRE 37

MINI BANANA BREAD GOURMANDS 38

TARTINES DE PAIN AU LEVAIN 39

BISCUITS SABLÉS AU CITRON 40

MINI MUFFINS AUX AMANDES 41

COMPOTE DE POMMES IG BAS EXPRESS 42

BLONDIES POMME CARAMEL 43

PAINS OOPSIE IG BAS 44

PAIN INSTANTANÉ AU MICRO-ONDES 45

PAIN DE SEIGLE AUX NOIX 46

BLONDIE FRAMBOISE NOISETTES 47

GÂTEAU ANANAS COCO 48

MUESLI SANS SUCRE AJOUTÉ 49

FROMAGE BLANC POMME ET CANNELLE 50

GÂTEAU AU YAOURT 51

GRATIN DE PÊCHES 52

PUDDING GRAINE DE CHIA À L'ANANAS 53

ENTRÉES ET ACCOMPAGNEMENTS 54

ŒUF COCOTTE AU CHEDDAR ET AU JAMBON 55

ROULÉ DE COURGETTE, FROMAGE FRAIS ET SAUMON FUMÉ 56

TABOULÉ DE QUINOA 57

TARTARE DE SAUMON 58

AVOCAT GARNI ŒUF MAYONNAISE 59

PIZZA PATE AUX CHOUX AUX LÉGUMES.................................. 60

ASSIETTE FROIDE IG BAS EXPRESS 61

HOUMOUS AU POIVRON, IG BAS 62

TARTARE D'AVOCAT, CHOU ROUGE ET RADIS NOIR................. 63

CHAMPIGNONS FARCIS AU QUINOA ET TOMATES SÉCHÉES, IG BAS 64

PANISSE AUX OLIVES NOIRES ET TOMATES SÉCHÉES 65

BOUCHÉES APÉRITIVES AUX CHOUX 66

BOUCHÉES LÉGÈRES AU THON ET POIVRONS 67

MINI FRITTATA AUX ÉPINARDS... 68

HAMBURGER VEGGIES, IG BAS... 69

PIZZA FLEUR AU SEIGLE... 71

TOURNEDOS OU PAVÉS SAUTÉS... 72

POULET À LA SAUCE SAFRANÉE À FAIBLE INDICE GLYCÉMIQUE 73

ONGLET DE BŒUF AU CONFIT D'OIGNON.............................. 74

COQUILLES DE SAUMON A LA PARISIENNE 75

MAKIS DE SAUMON 76

SAUCES ET DIPS **77**

SAUCE ROQUEFORT... 77

SAUCE MARINARA 78

MAYONNAISE MAISON 79

SAUCE À L'AVOCAT.. 79

SAUCE BUGER IG BAS 80

BOUILLON DE LÉGUMES EN POUDRE 81

SAUCE CARAMEL AU BEURRE SALÉ 82

SAUCE CRUDITÉ FACILE... 83

PESTO DE COURGETTES.. 84

TARTINADE AU THON 85

TARTINADE DE FETA AU CITRON 86

CRÈME DE CHÈVRE AU MIEL ET AU ROMARIN 87

SALADES **88**

TABOULÉ DE CHOU-FLEUR, CHOU KALE ET ORANGE (IG TRÈS BAS)................. 88

SALADE DE RIZ SAFRANÉ 89

SALADE PÉRIGOURDINE...90

SALADE BUTTERNUT ROTIE TOMATES MOAZZRELLA 91

SALADE COBB IG BAS KETO..92

SALADE FACON CHEESEBURGER...93

SALADE MÉCHOUIA AU THON 94

LE PAD THAÏ 95

SALADE D'EDAMAME AUX POIVRONS GRILLÉS ET AUX BOCCONCINIS...........96

SALADE THAÏ AUX CREVETTES...97

SALADE DE CRUDITÉ AU PISTOU 98

SOUPES **99**

SOUPE DE COURGETTES COCO CURRY 99

SOUPE POIREAU COCO ET CHIPS DE JAMBON 100

VELOUTÉ DE CHOU FLEUR AU CURRY ET AU FROMAGE DE CHÈVRE 101

BORTSCH UKRAINIEN 102

VELOUTÉ AUX POIVRONS ET COURGETTES..103

VELOUTÉ CHAMPIGNONS MARRONS...104

SOUPE AU CHOU AUX ÉPICES 105

SOUPE À L'ORGE PERLÉ...106

SOUPE D'HARICOTS VERTS..107

LA SOUPE RAMEN REVISITÉE...108

BOWLS **109**

VERRINES DE RICOTTA AUX FRUITS ROUGES ET GRANOLA 109

BUDDHA BOWL IG BAS 110

BOWL-CAKE SALÉ CHÈVRE-ÉPINARDS..112

MUG-CAKE IG CHOCO-NUTS..113

POKE BOWL SAUMON QUINOA MANGUE...114

BOWL AU POULET ET ÉPEAUTRE 115

BOWL QUINOA, IG BAS 116

BOWL À LA CERVELLE D'AGNEAU...117

ACAÏ BOWL À IG BAS...118

BOWL DE SALADE DE RIZ 119

FAQ SUR LES INDEX GLYCÉMIQUES BAS **120**

L'AVIS DU COMITÉ D'EXPERTS...122

CONCLUSION **123**

INTRODUCTION À L'ALIMENTATION À IG BAS

Commençons par définir un index glycémique!
C'est simple! c'est tout simplement l'effet d'un aliment à élever le taux de sucre dans le sang, appelé aussi la glycémie. Pour ce fait, les aliments à IG bas ont l'attribut demandé d'élever très peu la glycémie. Chaque aliment possède sa caractéristique glycémique. À partir de ce fait, on catégorise les aliments selon leurs taux glycémiques:
Les aliments à IG bas (- 35), moyen (de 35 à 50) et élevé (plus que 50).
C'est bien ça, ils sont un trésor pour votre corps! À l'opposé de ce qu'on croyait, il ne s'agit pas de la rapidité d'absorption mais il s'agit bien du taux de sucre dans le sang après absorption.
Donc le régime IG faible repose sur le concept de l'indice glycémique (IG). L'IG d'un aliment désigne son effet à faire monter le taux de sucre dans le sang. De nombreux scientifiques et nutritionnistes adoptent cette théorie.
Les aliments à IG bas assistent la stabilité des niveaux de glucose dans le sang, ce qui par conséquent améliore le contrôle de l'appétit. Ainsi, on perd du poids insensiblement, mais de façon contrôlée et durable: entre 2 et 4 kg par mois en moyenne, plus si vous faites une activité physique régulière.
Comme indiqué ci-dessus, les aliments à faible IG permettent d'éviter une réaction élevée à l'insuline, ce qui réduit le stockage des matières grasses. Cependant, si la consommation d'aliments à faible IG est excessive, la quantité de glucose présente dans le sang sera élevée, ce qui en fait un mauvais calcul!

«Pour longtemps, on a classé les glucides selon leur composition, avec d'un côté les glucides complexes (composés d'amidon, longue chaîne de glucose) et, de l'autre, les glucides simples (composés d'une ou deux molécules: saccharose, fructose, lactose), en pensant que les premiers étaient digérés lentement et les seconds rapidement.

Puis on s'est rendu compte que cela ne correspondait pas à la réalité physiologique:Le pain blanc, par exemple, qui contient de l'amidon, fait rapidement monter le taux de sucre dans le sang (la glycémie), ce qui n'est pas le cas des fruits, qui renferment du fructose, un sucre simple.»

Explique le Dr Pierre Nys, endocrinologue-nutritionniste, attaché des Hôpitaux de Paris.

Tout a commencé dans les années 80, quand des chercheurs de l'université de Toronto, au Canada, ont ensuite mis au point un outil de classification des aliments glucidiques en tenant compte de leur impact sur le taux de sucre dans le sang: l'index glycémique.

Mais que dit la science sur le régime IG bas? Est-ce que c'est vrai que ce régime a des bienfaits et aide à perdre le poids?

C'est ce que on va découvrir dans les pages qui suivent!

POURQUOI MANGER IG BAS EST BON POUR VOUS !

Les aliments constituent une source énergétique et nutritive pour notre organisme. Ils renforcent l'organisme et stimulent le système immunitaire. Ils sont donc primordiaux pour votre épanouissement physiologique et votre santé en général.

On le sait, un régime alimentaire varié et bien équilibré, combiné à une activité sportive régulièrement pratiquée, procure une sensation de bien-être et aide à rester en bonne santé. La nourriture, notamment, apporte au corps l'énergie dont il a besoin pour accomplir ses tâches quotidiennes et lui assure son épanouissement, son développement et son épanouissement. Mais qu'est-ce qu'une bonne alimentation ?

Un bon régime alimentaire apporte à notre corps les substances nutritives essentielles : les liquides, les acides minéraux essentiels provenant des protéines, les acides gras, les Vitamines, les minéraux et un équilibre en calories. Une bonne alimentation peut être assurée par une variété de produits alimentaires de source végétale ou animale.

Partant de ce fait, il existe différents types de régimes alimentaires ! Mais en quoi consiste un régime alimentaire ?

Le Régime alimentaire correspond à la façon dont un organisme animal ou végétal consomme ses aliments. Bien qu'ils puissent être rassemblés, on peut faire la distinction, au niveau du régime alimentaire, entre les types d'alimentation et la différenciation des régimes eux-mêmes.

Le plus privilégié parmi ces différents régimes, est le régime a IG bas. Mais pourquoi privilégier ce régime?

- Il est adapté à tout le monde: hommes, femmes, enfants, personnes âgées, femmes enceintes, athlètes, etc.

- Il convient parfaitement aux personnes souffrantes ou risquant de souffrir de diabète. Il diminue les risques d'obésité et l'hypertension artérielle.
- Il réduit les risques de maladies cardiovasculaires et d'**AVC.**
- Il est simple à adopter et sans risque d'exclusion sociale. Au restaurant, il suffit de choisir des plats sans sauce et de toujours marier viande/poisson, légumes verts et si possible des légumes secs. Au dessert, il est préférable de se contenter d'une salade de fruits.
- C'est un régime anti-fringale puisque les aliments à IG bas sont plus rassasiants que ceux à IG élevé... ce qui limite le recours au grignotage.
- La consommation d'aliments à IG bas empêche le maintien des graisses, en favorisant leur destruction et en stimulant la croissance musculaire.

Il est certain qu'un régime à faible indice glycémique fournit juste la bonne quantité d'énergie provenant des protéines et des graisses pour que notre corps et notre esprit restent en forme le plus longtemps possible. Les glucides étant digérés lentement, ils diffusent du glucose (énergie) de manière constante et régulière au fil du temps.

Découvrez toutes les atouts et spécificités de ce régime dans ce merveilleux libre qui nous conduira à une vie saine et à un équilibre corporel et mental !

PREVENTION DES RISQUES DE PLUSIEURS MALADIES ET LES BENEFICES POUR LES DIABETES.

Une alimentation à IG bas prévient des risques de diabète et de maladies cardio-vasculaires. Pourquoi ? Lorsque nous consommons un aliment à IG élevé, notre corps cherche à maîtriser la hausse du taux de sucre dans le sang en libérant une hormone : l'insuline.

Le régime à IG bas, bien connu de tous, est fréquemment adopté par les personnes atteintes de diabète.

Il y a deux formes de diabète : le diabète de type 1 et le diabète de type 2. Le diabète de type 1 ne frappe que 10% des diabétiques ou presque. Il s'agit d'une maladie auto-immune: des lymphocytes T, qui font partie du système immunitaire, attaquent les cellules du pancréas qui sont chargées de la production de l'insuline.

Le diabète de type 2 se développe avec le temps, l'âge et une mauvaise alimentation. Dans un tel cas, l'insuline est toujours sécrétée, mais l'organisme a acquis une certaine tolérance : elle ne parvient plus à maîtriser la glycémie de manière suffisamment efficace.

Pour rappel, le niveau de glycémie doit être limité entre 0,7 et 1,1g/L de sang. En favorisant une alimentation à IG bas, nous régularisons notre taux de sucre dans le sang, qui sera plus régulièrement approché du palier idéal. L'IG bas nous permet ainsi de prévenir tout risque d'hyperglycémie, qui est notamment le calvaire des diabétiques, qui naturellement ne libèrent pas ou presque pas d'insuline pour réduire un taux de glycémie trop élevé.

En résume, l'alimentation IG bas peut aider les personnes diabétiques à conserver plus facilement leur glycémie dans les seuils tolérés.
Par ailleurs, le régime pour les diabétiques de type 2 contribue à satisfaire les exigences nutritionnelles, à maîtriser la glycémie, à obtenir un poids correct et à éviter le danger de maladies qui y sont liées.

Voilà quelques points essentiels du régime IG bas pour les diabètes de type 2:

- Privilégier les alimentations à indice glycémique bas;
- Consommer des fibres;
- Privilégier les lipides de bonne qualité;
- Éviter le sucre ajouté;
- Prévenir l'hypoglycémie;
- Prévenir les maladies cardiovasculaires;
- Atteindre un poids santé.

La préconisation la plus fréquente est que le régime alimentaire soit pauvre en sucre et en glucides transformés, mais aussi assez riche en fibres alimentaires, en premier lieu en fibres solubles. Les personnes diabétiques sont en outre incitées à consommer de petits repas à intervalles rapprochés. Parallèlement, les personnes diabétiques pourraient être invitées à limiter leur consommation de glucides à indice glycémique (IG) élevé, bien que cette recommandation reste elle aussi sujette à caution.

Par ailleurs, diabète et alimentation sont deux notions fortement liées.
En revanche, tout cela ne peut se substituer à une consultation avec un diététicien-nutritionniste diplômé. Différents facteurs tels que l'âge, le sexe, le poids, le traitement, etc. peuvent influencer ces recommandations alimentaires.

Cependant, consommé en quantité raisonnable, le sucre n'est pas mauvais. Le glucose, que l'on trouve principalement dans le sucre, fournit à notre corps l'énergie nécessaire.
Toutefois, sa consommation excessive peut présenter des dangers. Les comportements de consommation habituels entraînent un excès de sucre dans notre organisme. La consommation d'aliments à faible indice glycémique contribue à réguler cet excès de sucre.

Autant, un régime IG bas peut prévenir et retarder la survenue du diabetes, la réduction du niveau de cholestérol et la diminution de la graisse.

Une étude a révélé que les alimentations à faible IG diminuent le taux de cholestérol de presque 10% et le taux de LDL (mauvais cholestérol) de plus de 8%.

COMBATTRE L'OBESITE ET MAIGRIR

Vous l'aurez déjà compris en lisant ce qui précède : le régime IG bas contribue notamment à la perte du poids. Cependant, gardons à l'esprit, encore et encore, qu'il s'agit d'un régime par excès de langage : le régime à IG bas est davantage un nouveau mode de vie qu'un régime à part entière.

Pour commencer, il y en a de nombreuses études qui confirment que les aliments à IG bas aident à perdre du poids (jusqu'à 10% du poids) et ce, de façon durable sans reprendre le poids perdu. Plusieurs études ont également montré que le résultat d'un régime alimentaire à IG bas est le en adoptant un régime alimentaire faible en gras et en calories, ce qui veut dire une perte de poids semblable. En revanche, les adeptes d'un régime à faible IG ont tendance à avoir moins faim entre les repas, ce qui rend ce régime plus agréable à appliquer.

Bien qu'il y ait une certaine controverse quant à l'utilité des valeurs Indice glycémique et Charge glycémique, elles peuvent vous aider à peaufiner votre nutrition. En mesurant votre niveau de glycémie après les repas, vous saurez évaluer le résultat obtenu avec des aliments dont l'IG est variable. Le plus important est de vous assurer de ne pas renoncer à une alimentation de base lorsque vous modifiez votre régime alimentaire.

En effet, l'alimentation à indice glycémique bas suscite de plus en plus d'intérêt: les recherches sur l'obésité pointent le rôle du sucre dans les risques de maladies.

Les régimes à faible indice glycémique (IG) entraînent une perte de poids à brève échéance, mais celle-ci n'est pas pour autant plus marquée que dans le cas des régimes à IG plus élevé. L'affirmation selon laquelle les régimes à faible IG sont la voie royale pour perdre du poids reste contestée. Cependant, il semble qu'une réduction modérée de l'IG du régime et une légère augmentation de la quantité de protéines dans le régime favorisent l'observance du régime à long terme et le contrôle du poids, par rapport à un régime pauvre en graisses. Les spécialistes du domaine considèrent toutefois que les effets positifs des régimes à faible indice glycémique sur la perte et le maintien du poids sont surévalués.

LA SANTE MENTALE ET PSYCHOLOGIQUE

Selon une étude menée récemment, un régime alimentaire à indice/charge glycémique élevé pourrait entraîner une augmentation du risque de dépression ou l'aggraver.

Pourquoi c'est important?

La dépression est la maladie psychologique la plus répandue dans le monde. Elle affecte environ un milliard de personnes, dont 14 % des adolescents, qui souffrent d'un trouble mental. C'est ce qu'indique l'agence des Nations unies dans sa plus grande étude sur la santé mentale dans le monde depuis une vingtaine d'années.

Sa gravité est variable et, souvent, elle profite du manque de soleil et du froid pour sévir. Néanmoins, en plus des facteurs environnementaux, le mode de vie joue un rôle clef dans le développement de la dépression : isolement social, sédentarité… et mauvaise alimentation. Concernant cette dernière, la qualité des glucides que l'on ingère pourrait s'avérer importante contre la dépression.

Une récente revue systématique parue dans *European Journal of Nutrition* fait la lumière sur les liens entre index glycémique, charge glycémique et dépression. Les chercheurs ont rassemblé des données provenant de plusieurs types d'études (transversales, cohortes, essais cliniques randomisés), les ont analysées avec divers outils statistiques, et ont obtenu les résultats suivants:

- Concernant 5 études transversales (101 413 participants), aucun lien significatif entre alimentation à index glycémique élevé et dépression n'a été trouvé (faible force d'évidence). Un risque réduit de 7 % a même été observé entre alimentation à charge glycémique élevée et dépression (force d'évidence modérée).
- Concernant les 2 études de cohorte (85 500 participants), une alimentation à index glycémique élevé augmente de 13% le risque de dépression (faible force d'évidence).
- Concernant les 2 essais cliniques (124 patients), les participants obtenaient des scores de dépression supérieur de 66% en moyenne après avoir suivi une alimentation à charge glycémique élevée (force d'évidence modérée).

Pour parvenir à une conclusion définitive, les scientifiques affirment qu'il faudra des études supplémentaires car les résultats divergent trop. Cependant en pratique, si l'on ne sait pas encore si l'index et la charge glycémique ont un impact sur le risque de dépression, on dispose en revanche de beaucoup de données attestant de l'effet bénéfique du régime IG bas (qui est une alimentation à faible index/charge glycémique) en prévention et en traitement de la dépression.

Pour prévenir un éventuel risque de dépression, vous suivez un mode de vie basé sur ce régime!

Récapitulons! Quels sont les avantages du régime IG bas?

Le premier et pas des moindres: il n'y a pas d'aliment interdit. Moi, c'est ce qui m'a séduite! Du coup pas de frustration, et je ne vous apprends pas que c'est important, quand on s'attaque à un régime. Aussi, avec une glycémie régulée, il y a moins de "petits creux" inopportuns dans la journée. Il est ainsi assez aisé de perdre 3 à 4 kilos en quelques semaines.

Alors, ce fameux régime IG bas, est-ce que c'est LE régime pour perdre du poid? Déjà, je tiens à préciser qu'il peut être intéressant aussi bien pour amorcer une perte de poids que pour faire évoluer durablement votre alimentation. Dans le premier cas, 15 jours à 1 mois en privilégiant les aliments à IG bas seront nécessaires, avant de passer à une routine qui intègre de façon équilibrée les différents index.

En plus, cette alimentation a des effets durables sur la perte de poids autant que la glycémie. Bien plus engageant que l'effet yoyo de certains régimes restrictifs, souvent synonymes de punition! D'ailleurs, l'efficacité du régime IG bas dans la prise en charge du diabète a été démontrée par une étude en 2019.

Le régime IG bas est donc une solution minceur anti-frustration intéressante. Si les associations d'aliments sont bien gérées, il aura des effets positifs sur votre santé et vous aidera à perdre du poids, diminuera l'inflammation et augmentera votre durée de vie. Comme dans tout régime, il faut juste éviter de tomber dans des excès, pour éviter les carences ou des déséquilibres nutritionnels. Je vous conseille donc de vous adresser à un nutritionniste pour vous accompagner. L'activité physique est aussi toujours à associer à ce genre de démarche; elle aura des bienfaits sur votre bien-être et votre équilibre psychique.

Enfin, il y a des bienfaits par ricochet: amélioration de l'état de santé de façon générale, meilleure gestion de l'humeur, et regain d'énergie.

Mais quels aliments manger pour suivre ce régime à faible IG? Et quels aliments devons-nous éviter? Pour répondre à cette question, suivez-nous sur ce voyage vers une vie saine, équilibrée et améliorée certainement!

LES ALIMENTS À PRIVILÉGIER POUR ÊTRE EN BONNE SANTÉ ET CEUX À ÉVITER

Lorsqu'on commence à adapter un régime a IG bas, on va découvrir plein de produits alimentaires et vous allez vous sentir un peu perdus, mais ne vous inquiétez, on va vous fournir toute information qui vous sera utile dans ce livre! Certainement, reconnaître les ingrédients à éviter, n'est pas un dilemme, bien qu'on aille vous les citer ultérieurement, mais par quoi les remplacer vraiment? Dans ce livre, on va vous lister, par catégories d'aliments, tous les produits vraiment utiles qu'on peut utiliser au quotidien pour cuisiner IG bas!

Mettez en évidence, que l'avantage du régime à faible IG est, qu'il n'est pas indispensable de compter les calories ou de réguler les protéines, les graisses ou les glucides.

Le principe est de changer les aliments à IG élevé par des aliments à IG bas plus nutritifs et moins nocifs.

Donc, il faut choisir des aliments ayant un IG inférieur à 70.

ALIMENTS À PRIVILÉGIER DANS UN RÉGIME IG BAS

Les fruits et légumes, Indispensables!

Les aliments suivants sont privilégiés par les pratiquants de l'alimentation IG bas:

- Légumes et Légumineuses
- Salades
- Épinards
- Choux
- Tomates
- Avocats
- Céleri
- Brocoli
- Asperge
- Courgettes
- Oignons
- Petits pois
- Poireaux
- Aubergines
- Artichauts
- Carottes (crues)
- Poivrons
- Endives
- Concombres
- Betteraves
- Lentilles
- Haricots
- Fèves
- Pois, pois cassés, pois chiches
- Soja

Certains éléments dans cette liste, plutôt qu'IG bas, ont un IG moyen sur notre échelle, aux alentours de 50, voire 60. On les inclue, malgré tout car ils ont un pouvoir glycérinant relativement peu élevé, contrairement à d'autres légumes vraiment à éviter, mais aussi parce que leur charge glycémique est faible. C'est le cas de la betterave cuite par exemple, dont l'IG est de 64 mais la charge glycémique est de 5.12. Idem pour les carottes cuites.

Le top c'est de les choisir frais et de la saison! Dans un monde parfait, on aimerait en consommer seulement des bios et cultivés près de chez nous. Mais voilà ne vous culpabilisez pas parce que certains de vos légumes viennent d'un peu plus loin, ou que ce mois-ci, vous avez acheté une boite de tomates pelées, elles sont bien utilisées surtout quand on est pressé. Mais essayez de choisir des produits bruts, non cuisinés, pour éviter de se retrouver avec du sucre et ajouté et ou des additifs.

Pour les légumineuses, qu'on appelle aussi les légumes secs, on va vous fournir une astuce pour ne pas se priver de cet élément aussi riche que succulent.

Le problème des légumes secs, c'est qu'elles doivent être trempés pour un long temps. Mais pourquoi doit-on passer par le processus du trempage?

- Pour amorcer le processus de germination.
- Pour neutraliser une partie de l'acide phytique qui est une molécule que seuls les ruminants sont capables de digérer, chez les humains, il n'est pas digéré et fait barrière à la bonne assimilation de plusieurs minéraux tels que le calcium, le fer…
- Pour cela on va partager avec vous une petite astuce! Soit, vous les faîtes tremper le soir pour les cuisiner le lendemain midi, soit on les met tremper de bon matin avant de d'aller au travail et en revenant le soir vous pouvez les cuisiner tranquillement!

FRUITS:

- Groseilles
- Pamplemousse
- Citron
- Mûres
- Myrtilles
- Framboise
- Abricot séché
- Pomme
- Prune
- Fraise

- Banane verte
- Poire
- Orange
- Raisin sec
- Litchis frais (pas en conserve)
- Kiwi
- Tomates
- Pêches

On doit savoir que l'index glycémique des fruits a IG bas varie en fonction de plusieurs facteurs, comme l'acidité, la mûrissement (ce qui explique la différence entre les bananes et les autres fruits et légumes), ou encore le degré de la transformation. Ce dernier exemple, explique pourquoi on préfère les fruits frais et non mixés à leurs versions en jus, qui affichent des IG supérieurs.

OLÉAGINEUX OU FRUITS SECS:

- Amandes
- Noix
- Noisettes
- Arachides
- Pistaches
- Graine de tournesol
- Graine de lin
- Pignon
- Noix de cajou

Les fruits secs qui sont riches en oligo-éléments, en vitamines et en sels minéraux font partie des aliments à faible indice glycémique. Sachez par ailleurs que l'indice glycémique de l'abricot est d'environ 31. Les raisins secs ont un IG 64 contre 29 pour les pruneaux.

Prenons comme exemple les amandes! Il est fortement recommandé de manger des amandes pour lutter contre le diabète. C'est parce qu'elles sont riches en protéines, vitamines, en magnésium, en fibres. Spécialement les amandes ont un indice glycémique faible ce qui convient parfaitement aux diabétiques.

LES FARINES:

Sujet épineux, parce que la farine raffinée que l'on trouve traditionnellement dans les supermarchés, a un IG de 85! Il faut donc la remplacer mais par quoi?

Farine de lupin:

La farine de lupin est la plus protéinée de toutes les variétés de farine. Elle est en outre très riche en fibres et constitue donc une bonne substitution à la farine de blé traditionnelle. Les fibres alimentaires contribuent non seulement à réguler le taux de sucre dans le sang, mais elles procurent également une sensation de satiété durable, ce qui a pour effet de reporter la sensation de faim. Les fibres sont parfaites pour empêcher les grignotages prématurés et pour faciliter le transit. Elles sont présentes dans la plupart des farines alimentaires présentées dans cet article. N'hésitez donc pas à varier vos aliments et les farines que vous consommez! En ce qui concerne la farine de lupin, sa couleur donnera de très belles couleurs à vos pâtisseries et brioches.

La farine de noix de coco:

Il est issu de la fine mouture et du dégraissage des noix de coco. Elle est adaptée au régime paléo, et offre une saveur tropicale qui plaît beaucoup. Cette farine est sans gluten, et elle est naturellement moins riche en matières grasses (lipides) que les autres produits issus de la noix de coco: huile de coco, eau, lait... En contrepartie, elle est plus riche en fibres alimentaires que ces produits. On estime que deux cuillères à soupe de farine de coco apportent huit grammes de fibres. Et grâce aux glucides provenant des fibres, la farine de coco est parmi les plus bénéfiques pour la santé.

Farine de lin:

La farine de lin est moins connue que les autres farines sans gluten, mais elle reste pourtant un ingrédient phare d'une alimentation diététique et saine. Très riche en protéine, cette farine est aussi pauvre en calories!

Farine d'amande:

La farine d'amandes complètes est obtenue à partir des amandes dont la peau est encore là avant sa transformation en farine. La farine d'amandes blanchies est faite à partir d'amandes dépourvues de leur peau. La teinte de ces deux types de farines est donc distincte. Sur le plan nutritif, elles demeurent par contre assez semblables.

Farine de noisette:

Elle est faible en glucides: avec seulement 12 g de glucides aux 100 g, la farine de noisette contient environ 5 fois mois de glucides que la farine de blé traditionnelle. Elle est donc idéale pour les régimes low carb et l'alimentation cétogène. Elle est d'ailleurs idéale pour supplémenter un apport en protéines.

Farine cacahuète:

Cette farine est donc idéale pour remplacer une partie des farines sans gluten aux IG très élevés (riz, mais, fécules...). Elle permettra d'abaisser l'indice glycémique des préparations sans gluten que vous pourrez cuisiner.

Farine de soja:

La farine de soja est souvent intégrée dans des recettes diététiques pour régulariser ou perdre du poids. Elle est aussi adaptée aux sportifs, ainsi qu'aux personnes souffrant de diabète. Idéale pour les personnes allergiques au gluten.

Elle a un savoureux goût de noisette, un peu biscuité.

Farine de noix de coco:

Les caractéristiques de la farine de coco sont un Index glycémique bas, sans gluten et elle diminue l'absorption du cholestérol et de glucose ainsi qu'elle évite les pics de glycémie

Farine de souchet:

La farine de souchet a un index glycémique faible, ce qui signifie qu'elle augmente peu la glycémie et stimule très peu le pancréas. Ce qui en fait une farine particulièrement recommandée pour les personnes atteintes de diabète

Farine de pois chiche:

La farine de pois chiche est assez sous-estimée. On l'obtient grâce au broyage des pois chiches, alors séchés. La farine de pois chiche, qui se nomme aussi haricot de garbanzo, est très utilisée dans les cuisines asiatiques, orientales et même européennes. Cette farine teintée de jaune est aussi une farine sans gluten, particulièrement riche en nutriments. Son origine légumineuse lui vaut naturellement un intérêt nutritionnel important. La farine de pois chiche contient notamment des fibres alimentaires, des protéines et des sels minéraux essentiels à l'image du fer.

Farine de lentilles:

Farine de lentilles vertes, farine de lentilles blondes ou farine de lentilles corail: quelle que soit la variété utilisée, il est possible d'obtenir une poudre fine grâce à la mouture des grains de lentilles. Si la farine de lentilles est un ingrédient encore peu utilisé sur notre continent, elle est couramment employée en Inde afin de réaliser des *pappadums* (de très fines galettes sèches et croustillantes).
La farine de lentilles contient donc des antioxydants et des oligo-éléments en quantité notable. Par ailleurs, il s'agit d'une source d'énergie peu calorique avec 335 kcal/100 g et un indice glycémique bas compris entre 30 et 35.

Farine de Quinoa:

La farine de quinoa est riche en fer, zinc, protéines et vitamines. Petit plus: elle est facile à digérer. Notons que le quinoa n'est pas une céréale, mais une pseudo céréale dépourvue de gluten.

Farine d'avoine:

La farine d'avoine est une excellente substitution à la farine de blé, car elle possède un indice glycémique relativement modéré. Elle contribue également à la perte de poids et apporte une quantité non négligeable de protéines végétales. Cette farine représente une alternative à la farine de blé, dans de nombreuses recettes.

La farine du blé complet:

La farine de blé conventionnelle est trop raffinée. Elle contient peu de substances nutritives et peut contenir des substances additives pour se préserver. En contrepartie, la farine de blé complet est parfaite pour faire un plein de minéraux essentiels, de vitamines, d'antioxydants naturels et même de protéines! Cette farine est aussi plus riche en fibres que la farine traditionnelle. Elle a une valeur nutritionnelle beaucoup plus élevée que la farine de blé classique et favorise aussi bien la sensation de faim que les apports nutritionnels globaux du consommateur.

La farine de seigle (pauvre en gluten):

Elle est l'une des meilleures farines pour la santé. Elle est riche en protéines, en minéraux, en vitamines, mais surtout en fibres! Elle facilite le transit intestinal et la circulation sanguine: un « must-have » de nos placards.

La farine de maïs:

Elle contient un gluten différent de celui du blé. Ce dernier peut être difficile à digérer pour les personnes qui souffrent d'une intolérance au gluten ou d'une allergie. La fécule de maïs peut aussi remplacer les œufs dans les recettes (idéal pour les végétaliens): il faut remplacer l'œuf par deux cuillères à soupe de farine de maïs. Cette farine est l'une des seules capables de donner une texture satisfaisante en remplacement complet de la farine de blé dans les pâtisseries. D'ailleurs, elle est idéale pour la cuisine sans gluten. Comme elle est riche en amidon, elle permet d'épaissir les sauces, les crèmes, les soupes.

La farine de teff:

Elle est originaire du nord de l'Afrique. Elle possède une saveur délicieusement sucrée. Cette farine s'obtient par le broyage de l'une des plus petites graines du monde, collectée sur une ancienne place herbacée. Ainsi, le germe et le son de blé sont les parties les plus riches en nutriments (comme pour le blé) : il faut donc choisir une farine complète pour profiter de ses apports nutritionnels accrus. La farine de teff contient notamment des fibres, des vitamines du groupe B et des sels minéraux: fer, calcium… Elle est une farine sans gluten peu connue et pourtant très intéressante, qu'il est opportun de découvrir. Cette farine s'intègre parfaitement aux produits de boulangeries, aux pâtes (pizza, tarte, crêpes, gâteaux, etc.) et dans les recettes qui incluent de la poudre de cacao.

La farine de riz:

Il s'agit d'une option dépourvue de gluten par rapport à la farine de blé traditionnelle. Il existe, de même que pour le blé, différentes farines de riz : blanche, semi-complète et brune. La farine de riz blanc est neutre en goût, raffinée, légère et très fine. La farine de riz semi-complète a des propriétés nutritionnelles supérieures à celles du riz blanc. Pour sa part, la farine de riz brun est bien plus avantageuse sur le plan nutritionnel et offre un succulent goût de noisette à vos plats. Enfin, comme le suggère sa présence dans cette liste de farines sans gluten, la farine de riz ne comporte pas de gluten.

La farine de millet:

Elle est une farine sans gluten, qui est aussi la plus riche en minéraux, dont fait partie le silicium. Elle est une excellente alternative à la farine de blé grâce à son goût original et à ses qualités nutritionnelles. De couleur blanc cassé et avec un arrière-goût léger de noisette, la farine de millet présente plusieurs variétés. Parmi elles figurent les farines de millet doré, de millet perlé, de millet brun, etc. Cette farine alimentaire contient des vitamines, des minéraux et des glucides en grandes quantités. Sa composition nutritionnelle est donc particulièrement intéressante.

LES CÉRÉALES:

Tous comme les féculents, les céréales ne comptent pas parmi les aliments à indices glycémique bas. Elles possèdent un assez fort pouvoir glycérinant et un indice IG qui ne descend pas sous les 30. À l'instar des féculents, mieux vaut privilégier les céréales à base de farine complète, ou à un IG bas, ou ne pas les cuire longtemps.

Voici quelques exemples de céréales a IG modérés:

- Quinoa (IG de 35)
- Orge (IG de 40)
- Sarrasin (IG de 50)
- Flocons d'Avoine (IG de 59)
- Blé d'épeautre (IG de 40)
- Blé à grains entiers (IG de 45)
- Flocons de blé (IG de 45)
- Graines d'amarante non préparées (IG de 35)

- Graine de chia séchées (IG de 30)
- Kamut, blé égyptien cuit (IG de 40)
- Riz Basmati (IG de 40 à 50)
- Spaghettis complets aldente
- Les pates à base de farine de lentilles corail
- Les Wasa fibre: une bonne alternative IG bas aux biscottes du matin
- Le Boulgour

Et pour le pain?

Le pain est généralement élaboré à partir de farine de blé. Or, une fois encore, il existe des alternatives courantes, notamment si vous aimez acheter votre pain en boulangerie. Alors, quel pain choisir? Quelle farine privilégier?

Farine complète: le pain complet à privilégier!

Le pain complet, que l'on obtient à partir d'une farine complète (contenant le son qui englobe son grain) est plus riche en fibres que le pain blanc. La farine complète est élaborée à partir du grain, mais aussi du son qui l'entoure. Et celui-ci contient 80 % de fibres, des protéines, des antioxydants, des minéraux essentiels et de la vitamine B. Il en est de même pour toutes les graines: blé, amandes et autres. Le grain utilisé pour la farine complète conserve aussi son germe, qui contient des protéines, des lipides, des minéraux et des vitamines. Pour le pain blanc, et donc la farine classique, on utilise des grains nus. Ils ne contiennent que des glucides (amidon) et des protéines. De plus, il arrive que de nombreux additifs soient ajoutés au pain blanc (comme la baguette) afin d'en améliorer la conservation. Ce n'est pas le cas des « baguettes tradition ».

Le pain intégral: le plus riche de tous

Moins connu que le pain complet, le pain intégral est encore plus riche en minéraux et en fibres que le pain complet. On le réalise avec une farine non raffinée. Celle-ci conserve donc l'entièreté des composants de la céréale utilisée. En effet, le pain complet est légèrement raffiné, contrairement au pain intégral. Alors, si vous avez la possibilité de choisir du pain intégral au lieu de pain blanc ou même de pain complet, n'hésitez pas!

VIANDES:

Les viandes sont l'un des éléments les plus importants d'un régime alimentaire sain, mais de nombreuses personnes ignorent qu'elles n'ont pas d'indice glycémique (IG).

L'IG est une méthode de calcul qui permet de savoir à quelle vitesse et dans quelle mesure certains aliments augmentent le taux de sucre dans le sang. Les viandes possèdent un indice glycémique de 0, autrement dit, elles ne perturbent pas du tout le niveau de sucre dans le sang.

La raison pour laquelle la viande a des valeurs IG si basses est qu'elle ne contient pas de glucides ou de sucres qui entraîneraient une augmentation de la glycémie lorsqu'elle est consommée. Les viandes fournissent des protéines et d'autres nutriments essentiels sans contenir de glucides ou de sucres simples comme ceux que l'on trouve dans les fruits, les légumes, les céréales et les produits laitiers. Cela les rend idéales pour maintenir des niveaux d'énergie stables tout au long de la journée ainsi que pour les objectifs de gestion du poids, car il n'y a aucun risque d'augmenter les niveaux d'insuline avec la consommation.

Outre le fait de se situer à zéro sur l'échelle de l'indice glycémique, les viandes présentent aussi de nombreux autres bénéfices pour la santé, tels que procurer des protéines de haute qualité qui contribuent au maintien de la masse musculaire ; favoriser la diminution des inflammations grâce à leurs propriétés anti-inflammatoires ; contribuer au maintien des os en apportant des minéraux tels que le phosphore et le zinc ; faciliter la digestion en apportant les vitamines B nécessaires au bon fonctionnement du métabolisme ; favoriser la régularisation des hormones grâce à la présence d'acides aminés provenant exclusivement de sources animales ; diminuer le risque de maladies cardiovasculaires dû à sa richesse en acides gras insaturés, pour ne citer que quelques exemples.

Choisir des coupes maigres dans la mesure du possible devrait faire partie de la stratégie alimentaire de chacun, car elles ont tendance à contenir moins de matières grasses tout en offrant une grande valeur nutritionnelle à partir de sources de protéines comme les poitrines de poulet ou les côtelettes de porc – ce qui en fait des options nutritives tout en vous rassasiant plus longtemps que les coupes plus grasses. Si elle est consommée régulièrement, la viande peut entraîner un meilleur contrôle de l'apport calorique menant également à des objectifs de perte de poids réussis!

Dans l'ensemble, la consommation quotidienne d'un certain type de viande peut devenir un élément de base bénéfique dans le plan de repas de n'importe qui, étant donné sa polyvalence combinée à d'immenses facteurs nutritionnels, ainsi que son effet neutre sur la réponse de notre corps au sucre – nous permettant finalement de savourer de délicieux repas sans compromettre notre santé.

POISSON ET FRUITS DE MER:

Les fruits de mer sont réputés pour leurs bénéfices pour la santé, mais savez-vous qu'ils participent à la régulation du taux de sucre dans le sang?

L'indice glycémique (IG) est une mesure de la rapidité avec laquelle les glucides contenus dans les aliments élèvent votre taux de sucre dans le sang. Les fruits de mer, en particulier les poissons gras comme le saumon et le thon, ont un IG bas et sont capables de maintenir la glycémie à un niveau constant après avoir mangé.

L'indice glycémique indique la vitesse à laquelle les différents aliments sont transformés en sucres simples au moment de la digestion, ce qui influe sur la vitesse à laquelle ils sont absorbés par la circulation sanguine. Les aliments à IG élevé entraînent des hausses rapides du taux de sucre dans le sang, alors que les aliments à IG faible entraînent des hausses plus graduelles avec le temps.

De manière générale, les fruits de mer ont tendance à avoir des valeurs IG relativement faibles par rapport à d'autres sources de protéines comme la viande rouge ou les haricots. Certains types de fruits de mer s'en sortent mieux que d'autres en ce qui concerne leur valeur IG: les crevettes et la morue ont toutes deux un IG très bas, tandis que le crabe en a un légèrement plus élevé. Le saumon est peut-être le meilleur choix en raison de sa teneur incroyablement nutritive composée principalement d'acides gras oméga 3 et de l'une des protéines à IG les plus faibles disponibles!
De plus, la recherche suggère que le remplacement du bœuf ou du porc par du poisson peut entraîner un meilleur contrôle métabolique malgré des apports énergétiques similaires dans tous les régimes testés – donc si vous cherchez des moyens d'améliorer la sensibilité à l'insuline sans sacrifier la saveur, ajouter plus de fruits de mer à votre alimentation pourrait être une marche à suivre idéale!

Lorsque vous préparez des repas à base de poisson, assurez-vous toujours de ne pas utiliser trop d'huile/de graisse, car cela peut augmenter considérablement leurs index glycémiques déjà modérés, ce qui en fait des options moins appropriées pour les diabétiques qui doivent surveiller attentivement leur apport quotidien en glucides et faire particulièrement attention lors de la planification des menus en conséquence.

En règle générale, incorporer de grandes quantités de plats de fruits de mer maigres et sains dans nos plans de repas hebdomadaires peut procurer des bienfaits nutritionnels importants, qui ne se limitent pas à un simple plaisir gustatif! Leur composition en macronutriments et leur indice glycémique considérablement plus bas en font de très bons choix pour maintenir une glycémie plus équilibrée, et ce même après leur consommation - un point à garder à l'esprit, indépendamment du fait que l'on soit diabétique de type 1/2 ou non!

LES PRODUITS LAITIERS:

Certaines options laitières peuvent être appréciées sans trop augmenter votre glycémie. Comprendre l'index glycémique des produits laitiers vous aidera à faire des choix éclairés sur quoi manger et quand.

Le fromage a généralement un faible indice glycémique car il faut plus de temps à notre corps pour décomposer ses protéines et ses graisses complexes que les glucides comme le pain blanc ou les pommes de terre. Mais cela varie selon le type de fromage: les fromages à pâte dure comme le parmesan obtiennent généralement des scores inférieurs à ceux des variétés à pâte molle comme la ricotta ou le fromage à la crème.

De même, l'IG du yaourt dépend en grande partie des ingrédients ajoutés; les versions nature ont tendance à être relativement faibles tandis que les yaourts aromatisés aux fruits peuvent contenir plus de sucre et donc se classer plus haut sur l'échelle.
Le lait contient également du lactose – une forme naturelle de glucide – il a donc tendance à avoir un classement moyen-élevé en termes de scores IG; le lait entier se situe entre 33 et 47 par rapport au lait écrémé à 32-43 selon diverses analyses menées par Harvard Health Publishing. Il en va de même pour les autres types de laits: soja (30), amande (25), riz (54) etc., tous varient légèrement dans leur IG respectif en raison de leur composition différente mais restent globalement majoritairement des valeurs modérées – idéales si elles sont consommées avec modération avec repas contenant des glucides riches en fibres ou des graisses saines qui ralentissent le taux de digestion et réduisent la réponse maximale à l'insuline en conséquence!

Pour finir, les crèmes glacées se retrouvent habituellement en tête de liste en raison de leur richesse en matières grasses et des sucres supplémentaires utilisés lors de la production - variant de 61 à trois chiffres en accord avec le choix du parfum ou de la marque! Pour réduire au minimum les éventuels pics constatés plus tard, privilégiez les desserts glacés plus légers, contenant moins d'ingrédients traités ... voire, mieux encore, essayez de préparer des variantes maison à base de fruits congelés mixés avec du yaourt grec et pourquoi pas avec de l'avocat? Ces desserts sont savoureux et constituent des alternatives à long terme beaucoup plus saines, accessibles en permanence!

En voici quelques exemples de produits laitiers avec leurs index glycémiques:

- Lait (IG de 31)
- Lait d'amandes (IG de 30)
- Lait de chèvre (IG de 24)
- Yaourt (Ig de 32)

- Cheddar (IG de 0)
- Fromage-Mozzarella, fromage cottage pressé-(IG de 0)
- Fromage de Tofu (IG de 15)
- Fromage écrémé (IG de 30)

HUILES ET SAUCES:

Les huiles et les sauces peuvent également avoir un impact sur notre glycémie. Il est important de comprendre quelles huiles et sauces ont un faible indice glycémique (IG) afin de pouvoir faire des choix plus sains lorsque vous cuisinez ou que vous mangez au restaurant.
L'huile d'olive est l'une des huiles les plus saines disponibles, avec un score IG de zéro car elle ne contient aucun glucide. L'huile d'olive extra vierge contient encore plus d'antioxydants que l'huile d'olive ordinaire, ce qui la rend encore meilleure pour votre santé globale!

L'huile de coco ne contient pas non plus de glucides, mais obtient un score légèrement supérieur à 2 points sur l'indice glycémique en raison de sa teneur élevée en graisses saturées – bien que des recherches récentes suggèrent que l'huile de coco peut être bénéfique pour la gestion du diabète si elle est utilisée avec parcimonie dans le cadre d'un régime alimentaire sain.

L'huile de soja est un autre choix populaire parmi les chefs qui souhaitent éviter les gras trans tout en conservant un peu de saveur dans leurs plats.

L'huile de canola contient moins de calories que les autres huiles de cuisson mais offre un bon goût, mais comme toutes les huiles végétales doivent être consommées avec parcimonie car elles contiennent des acides gras oméga 6 malsains à moins qu'elles ne soient étiquetées «pressées à froid» ou un libellé de type similaire indiquant qu'un traitement minimal a été effectué pendant la production.

Les sauces populaires telles que le ketchup sont souvent accompagnées de sucres ajoutés qui augmentent considérablement leur indice glycémique – généralement entre 15 et 20 selon la marque – alors lisez attentivement les étiquettes avant de les ajouter aux aliments ou de servir des bols pleins aux côtés des repas!

Malheureusement, les sauces barbecue se classent également assez haut à environ 40 IG, tandis que la sauce piquante tend vers une échelle inférieure, en grande partie en raison du manque de présence dans la plupart des marques concernant les sucres/glucides ajoutés, etc., notant généralement de 0 à 10 et parfois plus bas selon les ingrédients spécifiques trouvés.

En conclusion, comprendre l'effet de certains aliments sur notre corps nous aide à prendre des décisions éclairées sur ce que nous consommons – en particulier lorsque l'on considère les impacts potentiels liés directement aux niveaux de glucose via les mesures de l'indice glycémique et les classements qui y sont associés.

Alors, la prochaine fois que vous chercherez un condiment huileux, réfléchissez à deux fois si vous vous rendez service en en sélectionnant un plutôt qu'un autre en vous basant strictement sur les valeurs numériques attribuées à chaque variété présentée ici aujourd'hui.

Quelques exemples d'huiles que vous pouvez utiliser aisément pendant Que vous suivez un régime IG bas:

- Huile de noix
- Huile de sésame
- Huile de Chanvre
- Huile de Colza
- Huile de lin
- Huile de tournesol

ET bien évidemment l'huile d'olive.

LES CHAMPIGNONS:

Les champignons ont un indice glycémique extrêmement bas – seulement 15 à 30 sur l'échelle, selon le type de champignon utilisé et s'il a été cuit ou non. Cela les rend idéaux pour les diabétiques, car ils aident à maintenir la glycémie stable au fil du temps sans les faire grimper trop haut à un moment donné.

Pour ceux qui ne souffrent pas de diabète, les champignons peuvent toujours être bénéfiques dans le cadre d'une alimentation équilibrée qui aide à maintenir une glycémie saine dans l'ensemble en raison de leur faible indice glycémique par rapport à d'autres sources de glucides telles que le pain ou les pommes de terre qui ont tendance à être beaucoup plus haut sur l'échelle.

En plus d'avoir un indice glycémique incroyablement bas, les champignons offrent également de nombreux avantages pour la santé, notamment en étant riches en antioxydants, en vitamines B6 et C, en potassium et en sélénium – tous des composants importants pour obtenir de meilleurs résultats pour la santé!

De plus, ils sont remplis de fibres alimentaires qui aident à augmenter la sensation de satiété après avoir mangé afin que vous n'ayez pas besoin d'autant de nourriture tout au long de la journée – ce qui facilite le maintien du poids tout en triant votre apport quotidien en nutriments en même temps!

Dans l'ensemble, si vous cherchez quelque chose de savoureux mais que vous voulez quelque chose de relativement bas sur l'index glycémique, alors les champignons pourraient bien valoir la peine d'être essayés! Non seulement ils rendront les repas plus agréables, mais ils donneront également au corps un coup de pouce supplémentaire sur le plan nutritionnel – parfait si, comme la plupart des gens de nos jours, ils s'efforcent d'adopter des modes de vie plus sains grâce à des choix alimentaires plus intelligents!

LES ŒUFS:

Un œuf a un indice glycémique (IG) qui est égal à 0.0, ce qui la classe comme un aliment à IG bas.

LES ÉPICES:

Les épices sont un élément essentiel de toute expérience culinaire et peuvent ajouter beaucoup de saveur aux plats. Cependant, beaucoup de gens ne réalisent pas que les épices ont également d'autres avantages en matière de santé. L'un de ces avantages est leur index glycémique (IG). L'IG mesure l'effet de certains aliments sur la glycémie, ce qui le rend important pour les personnes atteintes de diabète ou qui doivent surveiller leur apport en glucides. La bonne nouvelle est que la plupart des épices ont un faible indice glycémique, ce qui signifie qu'elles ne provoqueront pas de pics importants de glycémie si elles sont utilisées régulièrement.
La cannelle a l'un des IG les plus bas à seulement 8-9 points sur 100; cela signifie qu'il n'augmente pas votre glycémie de manière significative, même à fortes doses. D'autres options populaires comme le curcuma et le cumin ont un taux d'environ 15-16 sur l'échelle IG, tandis que l'origan et le thym se situent respectivement autour de 10-11.

L'utilisation de ces herbes et épices peut vous aider à créer des repas savoureux sans sacrifier la nutrition ni avoir un impact négatif sur les niveaux de glucose de votre corps. Ils sont parfaits pour ajouter de la saveur supplémentaire sans trop augmenter la teneur en calories non plus – ce qui en fait des ingrédients idéaux lorsque vous essayez de maintenir un régime alimentaire sain!

De plus, certaines études suggèrent que la consommation de cannelle avant de manger peut même aider à réduire les réponses glycémiques postprandiales (glycémie) jusqu'à 30%.

Dans l'ensemble, incorporer des épices plus savoureuses dans nos régimes ajoute non seulement de la variété, mais pourrait également être bénéfique du point de vue nutritionnel et diabétique – alors pourquoi ne pas les essayer? Non seulement ils amélioreront les expériences de repas, mais vous pourrez également constater un meilleur contrôle métabolique au fil du temps!

LES SUCRES À IG BAS:

Il y a certainement une différence entre sucre, glucose et glucide, quel sucre pour diabétiques ou sucre IG bas choisir, quelle alternative au sucre?
Nombreuses sont les questions au sujet des glucides, surtout dans le cadre du régime IG bas!

Vous vous demandez quel est le meilleur sucre dans ces cas?
Pas de panique! Vous êtes au bon endroit ayant la solution entre les mains, dans ce livre!

Voici la TOP liste de sucres IG bas à préférer:

Le miel d'acacia: sucre entièrement naturel, bénéfices santé du miel quand il est consommé froid (pour sucrer une boisson ou un laitage), contient des minéraux et des composés antioxydants.

Le sucre de coco (poudre, sirop ou pâte): sucre naturel, teneur en fructose non excessive, contient des minéraux et composés antioxydants

Le sirop d'agave bio: pouvoir sucrant assez élevé, facile d'utilisation.

Le sirop de yacon: riche en fibres et notamment en prébiotiques bénéfiques pour la bonne santé de l'intestin, contient 2 fois moins de calories que le sucre ordinaire), teneur faible en fructose.

La stévia brute (couleur verte, magasin bio): sucre naturel qui contient des minéraux (magnésium, potassium, phosphore) et des composés antioxydants.

Le sucre de palme: sucre naturel (forme brute), pouvoir sucrant très élevé, très faible en calories.

Aucun sucre n'est parfait! Tous ont leurs petits défauts, même les sucres IG bas...Ce que je vous recommande, c'est de préférer les sucres les plus naturels, de les varier et de respecter les quantités journalières recommandées: 25 g par jour max (attention donc aux jus de fruits, biscuits faits maison, glaces…).

LES BOISSONS:

Une boisson à faible IG n'entraînera qu'une légère augmentation de votre taux de sucre dans le sang après l'avoir bue. Les boissons à IG élevé peuvent entraîner des pics et des chutes d'énergie qui ne sont pas souhaitables pour le maintien de la santé globale.

Pour ceux qui recherchent des options plus saines lors du choix des boissons à consommer, l'indice glycémique fournit un excellent guide sur les types les mieux adaptés à leurs besoins. Les boissons à faible IG contiennent généralement moins de sucres simples que celles à IG élevé et fournissent donc une énergie plus soutenue au fil du temps plutôt que des poussées soudaines suivies de baisses rapides de la concentration de glucose.

Ceux-ci incluent l'eau froide ou le café sans édulcorants ajoutés, le thé sans lait ni miel, les mélanges de jus de légumes et l'eau de coco. En revanche, plusieurs boissons très répandues, telles que les sodas, ont un IG très élevé en vertu de leur forte concentration en sucre raffiné et en substances artificielles qui entraînent une augmentation brutale du taux de glucose dans le sang lorsque l'on en consomme.

Les breuvages alcooliques se classent souvent haut sur l'échelle de l'indice glycémique du fait de la méthode de fermentation appliquée lors de la production, qui produit des substances plus sucrées avec un IG plus élevé. La bière a le plus haut niveau d'indice glycémique de toutes les boissons alcoolisées, soit environ 70, alors que le vin rouge a un indice inférieur à 25-30, suivant la catégorie de vin.

En conclusion, si vous recherchez des choix de boissons saines, optez pour des alternatives à faible indice glycémique telles que l'eau froide/café/thé sans ajout d'édulcorant aux côtés de 100 % de jus de légumes et d'eau de noix de coco – ceux-ci n'ont pas seulement bon goût mais aident à maintenir l'équilibre naturel de notre corps aussi! À l'opposé du spectre se trouvent les sodas sucrés et les bières dont la consommation doit être réduite au minimum en raison de leurs IG élevés qui leur sont associés – recherchez plutôt de meilleurs substituts chaque fois que possible!

ALIMENTS À ÉVITER DANS UN RÉGIME IG BAS

Aucun aliment n'est interdit en ce qui concerne le régime IG, ce sont les associations des aliments qui guident la consommation.

Rappelons-nous que l'index glycémique a d'abord été créé pour aider les personnes diabétiques à choisir leurs aliments. Mais il est également utile pour guider toute personne qui cherche à mieux s'alimenter et à contrôler son poids. L'index glycémique de référence est celui du glucose pur, situé à 100. L'échelle va donc de 0 à 100 et l'IG est considéré élevé lorsqu'il est supérieur ou égal à 60. Mais quels sont les aliments dont les index glycémiques sont les plus élevés? On fait le point.

Pain blanc : Le pain blanc (IG à 70) et le pain de mie (IG à 85) utilisent tous deux des <u>farines</u> blanches qui ont un IG très élevé. Préférez un pain à la farine complète ou intégral.

Les confitures : Les confitures contiennent beaucoup de sucre et possèdent donc un index glycémique élevé (66). Troquez-les contre des compotes de fruit faites maison ou du miel, à l'IG plus faible.

Les Gâteaux et les Viennoiseries: Très sucrés, pas étonnant que les gâteaux, biscuits, barres chocolatées, brioches, pains au chocolat et autres croissants affichent des index glycémiques élevés, au-dessus de 65.

Les pâtes blanches: Les pâtes à la farine blanche possèdent elles aussi un IG élevé, entre 70 et 80. Préférez plutôt les complètes ou semi-complètes, dont l'IG est d'environ 50. Et faites également attention à leur cuisson: des pâtes al dente *auront* un IG plus faible que des pâtes très cuites. Bon à savoir!

Les Sodas et les jus de fruits: Les boissons aussi peuvent avoir des IG élevés. C'est le cas des sodas et des jus de fruits industriels (entre 60 et 70). Préférez un fruit pressé maison et, mieux encore: un fruit entier. Car les fibres contenues dans le fruit, qui disparaissent lorsqu'il est transformé en jus, permettent d'abaisser son index glycémique.

Les Biscottes: Les biscottes ont un IG de 68. Les galettes de riz soufflé et les céréales du petit-déjeuner affichent elles aussi un IG élevé, autour de 80 voire 85. À éviter donc en cas de diabète ou de surpoids.

Les Sirops: Pour aromatiser votre eau, préférez quelques gouttes de citron ou quelques feuilles de menthe fraîche accompagnées de rondelles de concombre. Les sirops, très sucrés, affichent en effet un IG proche de 100.

Les Pommes de terre: Cuisinées en frites, en purée instantanée ou au four, les pommes de terre affichent un index glycémique élevé: respectivement 82, 83 et 95. Il redescend autour de 65 si vous les consommez à la vapeur.

Les navets: Contrairement à ce que l'on pourrait penser, certains légumes ont aussi un IG élevé. C'est le cas des navets cuits, dont l'IG monte à… 85!

Les dattes: Même chose pour les dattes qui, selon leur degré de maturation, affichent un index glycémique allant de 70… jusqu'à 100! Méfiance donc.

L'alcool: La consommation d'alcool peut entraîner une hausse du niveau de sucre dans le sang (hyperglycémie) lorsque la boisson comporte une quantité importante d'hydrates de carbone. Il peut également faire chuter la glycémie (hypoglycémie) en empêchant le foie de synthétiser du sucre quand la nourriture n'en fournit pas assez.

Le café (pas plus de 2 cafés par jour): Pendant un régime IG bas, il est important de bien s'hydrater! La plupart des boissons dont nous avons l'habitude ne poseront pas de problème. On consomme en priorité de l'eau de source, ou encore occasionnellement de l'eau gazeuse. Le café ainsi que le thé et les infusions sont aussi autorisés mais avec modération et sans sucre blanc bien sûr! L'activité physique est indissociable du régime IG. Elle est très utile car elle permet une diminution des mécanismes d'insulino-résistance: elle fait baisser rapidement, durablement et naturellement le taux de sucre sanguin car les muscles puisent dans le glucose du corps lorsqu'ils s'activent.

Il n'est pas nécessaire qu'elle soit intense, en revanche elle doit être régulière **et** faire travailler un maximum de groupes musculaires, tout particulièrement les membres inférieurs. Il est conseillé de pratiquer des disciplines comme la marche ou la natation, par exemple, 3 fois par semaine entre 30 à 45 minutes.

L'endurance et la performance sportive sont supérieures lorsqu'elles sont précédées d'un repas à IG bas, plutôt qu'un repas à IG élevé.

Un régime alimentaire pour perdre du poids n'entraîne pas uniquement la perte de masse graisseuse, mais également de masse musculaire et osseuse. Il est donc important d'entretenir le corps avec une activité physique régulière.

LES RECETTES À FAIBLE INDEX GLYCÉMIQUE

Ce régime alimentaire vous offre la possibilité de manger tout, sans vous priver, en favorisant les aliments à faible indice glycémique. Le sucre blanc, les céréales raffinées et les graisses trans y sont exclus autant que possible. La technique de l'IG bas ne vous permet pas de perdre du poids au même rythme que les autres régimes, mais elle constitue un travail en profondeur en adaptant une alimentation plus saine et équilibrée afin de réduire les risques de diabète, d'obésité et de maladies cardio-vasculaires. Ainsi, on favorise les légumes verts, et certains fruits tels que le pamplemousse ou le raisin, on substitue à la baguette du pain complet, et on fait provision de légumineuses (pois chiches, lentilles) dans nos garde-manger. Quant au sucre, on conserve toujours une bouteille d'agave ou de sirop d'érable à disposition. Le reste en recettes!

RECETTES PETIT-DÉJEUNER

En manque d'inspiration pour votre petit-déjeuner IG bas? Vous avez envie d'avoir de nouvelles idées, de varier les saveurs? Vous êtes au bon endroit! Dans ce livre, on vous fournira des recettes IG bas saines et vitaminées pour partir du bon pied le matin et faire le plein d'énergie pour la journée. À faible indice glycémique **et** rassasiants, les petits-déjeuners présentés ici sauront vous tenir au ventre au moins jusqu'au repas de midi et vous éviteront les pics de glycémie et le fameux coup de barre à 11h.

PORRIDGE PROTÉINÉ PRALINÉ

Très sain et nourrissant, le porridge est un petit déjeuner à IG bas parfait à la fois pour être en pleine forme et pour tenir jusqu'au déjeuner. Les porridges se déclinent à l'infini, mais nous vous présentons ici un porridge tout particulièrement savoureux!

INGRÉDIENTS:

- 25 g de flocons d'avoine
- 10 g de son d'avoine
- 15 g de farine de noisette déshuilée
- Des éclats de noisette
- Des pépites de chocolat au sucre de fleur de coco
- 20 cl de lait animal ou végétal
- Facultatif: 1 càc de cacao en poudre pour encore plus de goût chocolaté
- Facultatif: 1 càc de sucre de coco si vous souhaitez le rendre plus sucré. Vous pouvez également opter pour le sirop d'agave ou le miel d'acacia

PRÉPARATION:

1. Dans un bol, rassembler tous les ingrédients secs.
2. Dans un petit récipient, chauffer le lait à feu doux.
3. Ajouter le mélange sec et laisser le lait épaissir durant environ 5 minutes, en remuant de temps à autre.
4. Lorsque le mélange est onctueux, il est prêt!
5. Pour un peu plus e de croustillant, vous pouvez ajouter quelques copeaux de noisettes et quelques pépites de chocolat.

Vous pouvez également réaliser cette recette avec des fruits frais ou secs tels que des fruits rouges, des bananes, des noix, ... Vous avez enfin la liberté d'ajouter des épices pour apporter plus de saveur à cette recette. La cannelle, par exemple, peut même réduire l'IG de votre porridge.

GAUFRES SALÉES AVEC AVOCAT, SAUMON ET ŒUFS

Si vous êtes plutôt du style à manger salé le matin et que vous avez un peu de temps devant vous, voici une idée de petit-déjeuner IG bas qui devrait vous plaire! Comme toujours, il est possible de personnaliser cette recette de nombreuses façons. Nous l'avons imaginée avec du saumon fumé et de l'avocat mais vous pouvez y mettre des tomates, du fromage, du jambon, ...

INGRÉDIENTS:

Pour 4 grosses gaufres, vous aurez besoin:

- 1/3 de la préparation à gaufres adaptée
- 180 ml de lait (animal ou végétal) (Ces dosages peuvent être soumis à des variations)
- 2 œufs (1 pour la pâte et 1 pour la garniture)
- 1 cuillère à soupe d'huile au goût neutre
- 2 tranches de saumon fumé par gaufre
- 1/2 avocat par gaufre
- Quelques feuilles de roquette par gaufre

PRÉPARATION:

1. 1. Préchauffer le moule à gaufres et porter l'eau à ébullition dans une petite casserole.
2. Versez le tout dans un récipient et incorporez le lait, l'œuf et l'huile.
3. Lorsque l'eau de la casserole se met à bouillir, immergez soigneusement votre œuf dans l'eau et faites-le cuire pendant exactement 5 minutes.
4. Pendant ce temps, versez la préparation dans le gaufrier et cuisez vos gaufres.
5. Lorsque le temps de cuisson est écoulé, retirez l'œuf de l'eau et plongez-le dans l'eau froide pour interrompre le processus de cuisson. Lorsqu'il a refroidi au point de pouvoir le tenir dans la main, écaillez-le doucement en veillant à ne pas détériorer le blanc de l'œuf.
6. Pendant ce temps, préparez les autres ingrédients de la garniture
7. Placez-le ensuite sur votre gaufre et savourez le jaune d'œuf chaud et ruisselant (rassasiant, n'est-ce pas?).

PANCAKES MOELLEUX

INGRÉDIENTS:

- 75 g de farine de blé
- 75 g de farine de blé
- 3 g de poudre à lever
- 1 c à c de bicarbonate
- 25 g de sucre (xylitol)
- 2 œufs
- 18 à 20 cl de boisson végétale

PREPARATION:

1. Mélangez les farines de blé avec la poudre à lever, le sucre et le bicarbonate.
2. Ajoutez les œufs puis la boisson végétale.
3. Laissez reposer la pâte pendant 30 minutes à température ambiante
4. Faites cuire les pancakes environ 1 minute d'un côté et 30 secondes de l'autre.

Décorez votre pancake avec le fruit que vous désirez!

CRÊPES À IG BAS ET SANS BEURRE

INGRÉDIENTS:
- 150 g de farine d'épeautre
- 100 g de farine d'orge mondé
- 3 œufs
- 50 cl de boisson végétale sans sucre ajouté (avoine, soja, épeautre ou amande, noisette si vous souhaitez donner un goût)
- 10 cl d'eau gazeuse

PRÉPARATION:

1. Mixez au blender tous les ingrédients à l'exception de l'eau gazeuse.
2. Laissez reposer la pâte 30 minutes à température ambiante.
3. Ajoutez l'eau gazeuse.
4. Faites cuire vos crêpes dans une poêle légèrement huilée.

MINI BANANA BREAD GOURMANDS

Le pain aux bananes servi au matin est un petit-déjeuner équilibré et sain qui vous accompagnera jusqu'à l'heure du déjeuner. Le nôtre est en outre exempt de sucre et de gluten ajoutés. Par ailleurs, c'est également un excellent moyen de consommer les bananes qui commencent à être trop mûres pour être croquées dans votre corbeille à fruits. En format mini, ils sont idéaux pour la boîte à goûter ou pour un petit déjeuner sain et rapide en se rendant au travail!

Alors on se lance, on se prépare des mini banana bread et on se lâche sur la personnalisation pour varier les plaisirs! C'est l'avantage des formats mini, une même préparation peut être déclinée et vous n'aurez pas l'impression de manger toujours la même chose!

INGRÉDIENTS:

Pour la base:

- 4 œufs
- 4 bananes mûres

Pour les personnaliser:

- Des pépites de chocolat au sucre de fleur de coco
- Du cacao en poudre
- De la cannelle
- Des amandes (concassées ou effilées)
- Tout autre ingrédient que vous auriez envie d'associer à la banane!

PRÉPARATIONS:

1. Préchauffez votre four à 180°C
2. Dans un bol, épluchez les bananes et écrasez-les sous forme de purée. Ajoutez-y les œufs et mélangez
3. Versez la préparation pour banana bread Max de Génie dans le bol. Mélangez jusqu'à obtention d'une pâte homogène
4. À ce moment, vous pouvez choisir de verser votre préparation dans plusieurs petits bols pour faire plusieurs déclinaisons de mini banana bread
5. Vous pouvez laisser une partie de la pâte nature, ajoutez des pépites de chocolat dans une autre partie, etc
6. Quand vos différentes pâtes sont prêtes, graissez vos moules à muffins et versez-y vos préparations
7. Enfournez pour 20 à 25 minutes à 180°C, en vérifiant la cuisson en plantant une pointe de couteau. Elle doit ressortir proper

TARTINES DE PAIN AU LEVAIN

Pour les amateurs de petits déjeuners salés, voici une deuxième recette. Servez-vous du pain au levain en guise de sandwich et remplissez-le des aliments que vous souhaitez: fruits, légumes, fromage, œuf ou salade, à vous de jouer! Agrémentez votre tartine d'un fruit vitaminé telle qu'une bonne orange et vous voilà prêt à démarrer la journée!

INGRÉDIENTS:

- Des tranches de pain au levain

Accompagnements au choix:

- 1 œuf mollet ou à la poêle
- De l'avocat
- Des tomates cerises
- Du fromage frais

PRÉPARATION:

1. Coupez des morceaux de pain au levain pour obtenir une tranche.
2. Tartinez la tranche de pain avec une base de fromage frais.
3. Épluchez votre avocat et découpez-le en fines lamelles. Déposez-les sur votre toast.
4. Lavez vos tomates et coupez-les en cubes pour les étendre sur le pain.
5. Faites bouillir un peu d'eau et déposez-y un œuf à laisser cuire 5 à 6 minutes.
6. Placez l'œuf au centre du pain au levain.
7. Salez et poivrez selon votre goût.

BISCUITS SABLÉS AU CITRON

Besoin d'un dessert IG bas léger? Ces délicieux biscuits sablés au citron et aux amandes à faible IG vous régaleront à coup sûr!

INGRÉDIENTS:

- 90 g de beurre pommade
- 100 g de farine d'amande
- 40 g de poudre d'amande
- 1 citron jaune
- 30 g d'érythritol
- 1 c. à c. de vanille en poudre non sucrée

PRÉPARATION:

1. Zestez le citron.
2. Passez tous les ingrédients au mixeur, ou mélangez-les bien dans un bol, et formez une boule.
3. Roulez cette boule en forme de boudin de 6 à 8 cm de diamètre. Enveloppez-le de film alimentaire, et réservez 30 minutes au réfrigérateur ou 10 minutes au congélateur.
4. Préchauffez le four à 140 °C.
5. Découpez le boudin de pâte en tranches d'environ 8 mm à 1 cm d'épaisseur. Disposez-les sur une plaque recouverte de papier sulfurisé et faites cuire 20 à 25 minutes environ, jusqu'à ce que les biscuits soient très légèrement dorés.

MINI MUFFINS AUX AMANDES

Voici une recette de mini-muffins aux amandes à ig bas, avec un maximum d'ingrédients gourmands mais seulement 116 calories par muffins - et très peu de glucides!

INGREDIENTS:

- 100 g de purée d'amande complète
- 2 œufs
- 35 g de poudre d'amande
- 40 g d'amandes effilées
- 75 ml de lait d'amande non sucré
- 2 c. à s. de sucre de coco
- 1/2 c. à c. d'extrait d'amande amère non sucré ou de Kirsch
- 1/2 sachet de levure chimique

PRÉPARATION:

1. Préchauffez le four à 180 °C.
2. Beurrez un moule à mini-muffins et placez-le au congélateur.
3. Réservez une poignée d'amandes effilées pour la décoration, mélangez tous les ingrédients dans un bol à l'aide d'une cuillère en bois ou d'une maryse, et versez dans le moule à mini-muffins.
4. Disposez quelques amandes effilées sur le dessus et faites cuire environ 20 minutes.

COMPOTE DE POMMES IG BAS EXPRESS

Une recette de compote de pommes à ig bas très rapide et facile à faire: quelques ingrédients et un micro-ondes suffisent pour réaliser ce dessert à faible ig en une poignée de minutes!

INGRÉDIENTS:

- 5 pommes de taille moyenne
- 2 c. à c. de jus de citron
- 1 c. à s. de sucre de coco (facultatif)
- Une pincée de cannelle (facultatif)

PRÉPARATION:

1. Lavez et pelez les pommes.
2. Coupez-les en petits dés et placez-les dans un plat allant au micro-ondes.
3. Arrosez de jus de citron, saupoudrez de sucre de coco et ajoutez la pincée de cannelle.
4. Faites cuire 10 à 12 minutes au micro-ondes, à puissance maximale.
5. Laissez refroidir, écrasez à l'aide d'une fourchette pour obtenir la texture adéquate, et transférez dans un bocal en verre. Laissez refroidir puis réservez au réfrigérateur.
6. Consommez rapidement.

BLONDIES POMME CARAMEL

Voici une recette de blondies aux pommes, qui exploite deux autres recettes à IG bas: la compote de pomme IG bas express, et notre sauce caramel à faible IG.

INGRÉDIENTS:

- 150 g de compote de pomme ig bas express (voir recette précédente)
- 1 œuf
- 15 g d'huile de noix (ou autre huile supportant la cuisson)
- 60 g de farine d'orge mondé
- 40 g de sauce caramel IG bas (voir recette précédente)
- 1/2 sachet de levure chimique ou de poudre à lever bio

PRÉPARATION:

1. Préchauffez le four à 180 °C.
2. Mixez tous les ingrédients sauf la sauce caramel.
3. Étalez la pâte au fond d'un petit moule, versez la sauce caramel en filet et enfournez.
4. Laissez cuire 15 minutes environ: sortez du four dès que les bords commencent à dorer. Le blondie est meilleur lorsqu'il n'est pas trop cuit.
5. Laissez refroidir, démoulez et découpez en une vingtaine de carrés.

PAINS OOPSIE IG BAS

Nous vous proposons de délicieux petits pains hypocaloriques très simples et rapidement réalisables, ne nécessitant ni farine ni appareil à pain: le pain oopsie ou le pain nuage.

INGRÉDIENTS:

- 3 œufs
- 80 g de fromage à la crème à tartiner
- 1/2 c. à c. de levure chimique ou de poudre à lever bio
- 1 pincée de sel
- Optionnel: 1 c. à s. d'oignons séchés, 1 c. à c. d'ail en poudre, herbes aromatiques et épices au choix

PRÉPARATION:

1. Préchauffez le four à 180 °C.
2. Faites monter les blancs en neige bien ferme avec la levure chimique et la pincée de sel.
3. Dans un saladier, mélangez les jaunes d'œufs, le fromage à la crème à tartiner et les aromates. Incorporez délicatement les blancs à l'aide d'une cuillère en bois.
4. Disposez 6 tas de la préparation sur une plaque recouverte de papier cuisson, enfournez et faites cuire 12 à 15 minutes jusqu'à ce que les pains soient dorés.
5. Dégustez en tartine ou en sandwich.

PAIN INSTANTANÉ AU MICRO-ONDES

Voici une recette de pain IG bas sans machine à pain hyper facile et rapide à réaliser: confectionnez un petit pain à faible indice glycémique en quelques minutes avec juste... votre micro-ondes

INGRÉDIENTS:

- 1 œuf
- 30 g de farine de lin (ou de graines de lin broyées/mixées)
- 10 g de farine d'amande
- 1 c. à s. d'eau
- 15 g de beurre fondu ou d'huile d'olive
- 2 g de levure chimique
- Herbes aromatiques et épices au choix

PRÉPARATION:

1. Mélangez bien tous les ingrédients dans un mug.
2. Mettez à cuire pendant 90 secondes au micro-ondes à puissance maximale.
3. Démoulez, coupez en tranches et laissez refroidir.
4. Pour des tranches plus fines et grillées, passez au grille-pain puis redécoupez-en 2.

PAIN DE SEIGLE AUX NOIX

Une recette de pain à l'IG très bas, réalisable avec ou sans machine à pain.

INGRÉDIENTS:

- 100 g de farine d'amande
- 80 g de farine de lin
- 120 g de farine de seigle
- 50 g de farine de blé
- 3 c. à s. de psyllium blond
- 50 g Noix concassées en cerneaux
- 25 g de levure de boulanger
- 2 c. à s. d'huile d'olive
- 1 ½ c. à c. de sel (8 g)
- 400 ml d'eau tiède

PRÉPARATION:

Avec une machine à pain

1. Tamisez et mélangez les farines.
2. Beurrez le fond de votre cuve et versez dans l'ordre Mélanger les ingrédients suivants : eau tiédie, huile, sel, farine, graines de psyllium, levure.
3. Lancez un programme de cuisson « Pain complet » et introduisez les noix concassées dans le bac à ingrédients (ou à mi- préparation si vous n'en disposez pas).
4. À la fin de la cuisson, laissez refroidir, démoulez le pain et faites reposer plusieurs heures avant de couper en tranches.

Sans machine à pain

1. Tamisez et mélangez les farines.
2. Préchauffez votre four à 180 °C.
3. Réservez 6 c. à s. de mélange de farine dans un bol, versez le reste de farine dans un saladier, ajoutez le psyllium blond, le sel sur un côté, émiettez la levure de l'autre côté et placez les cerneaux de noix. Ajoutez l'eau tiède et l'huile d'olive, puis mélangez jusqu'à obtenir une pâte collante et lisse.
4. Saupoudrez de 2 c. à s. de farine, couvrez le saladier avec un torchon propre et humide, et laissez reposer 1 heure à température ambiante et à l'abri de l'air.
5. Déposez la pâte sur un plan de travail fariné, formez une dizaine de boudins sans travailler la pâte. Placez ces pâtons sur une plaque recouverte de papier sulfurisé et mettez au four 30 à 40 minutes.
6. Laissez les petits pains refroidir sur une grille.

BLONDIE FRAMBOISE NOISETTES

Voici une toute autre recette de dessert saine, rapide et savoureuse à faible indice glycémique! Les blondies aux framboises et aux noisettes sont le parfait équilibre entre la gourmandise et la légèreté, toujours sans sucre ajouté et à IG bas.

INGRÉDIENTS:

- 60 g de framboises fraiches ou surgelées
- 1 œuf
- 30 g de beurre
- 15 g d'huile de noisette
- 30 g de farine d'orge mondé
- 50 g de poudre de noisette
- 30 g de sucre de coco
- Demi sachet de levure chimique

PRÉPARATION:

1. Préchauffez le four à 180 °C.
2. Mixez tous les ingrédients, sauf les framboises, dans un mixeur.
3. Étalez la pâte au fond d'un petit moule, enfoncez les framboises dans la pâte et enfournez.
4. Laissez cuire 15 à 20 minutes environ: Faite sortir du four juste quand vous voyez que les bords commencent à dorer. Le blondie est beaucoup plus appétissant lorsqu'il n'est pas trop cuit.
5. Sortez du four, laissez refroidir, démoulez et découpez-en 16 carrés.

GÂTEAU ANANAS COCO

Ce dessert est une fois de plus la preuve qu'il est possible de savourer un en-cas ou un dessert avec un régime allégé en matières grasses.

INGRÉDIENTS:

- 350 g d'ananas épluché et coupé en dés
- 100 g de noix de coco râpée
- 80 g de farine de noix de coco
- 2 yaourts grecs
- 80 g de beurre fondu
- 4 œufs
- 20 g de sucre de coco
- 1 sachet de levure chimique
- Optionnel: 1 c. à s. de fleur d'oranger ou de rhum brun

PRÉPARATION:

1. Préchauffez le four à 180 °C.
2. Beurrez un moule à manquer et placez-le au congélateur.
3. Mélangez les jaunes d'œufs avec le sucre de coco jusqu'à obtenir un mélange mousseux. Ajoutez les yaourts grecs, le beurre fondu, la farine tamisée, la noix de coco en poudre, la levure et la fleur d'oranger ou le rhum.
4. Battez les blancs en neige bien ferme à l'aide d'un batteur électrique. Incorporez délicatement au reste de la préparation avec une cuillère en bois.
5. Tapissez le fond du moule d'ananas puis versez la préparation.
6. Faites cuire 30 à 40 min et vérifiez la cuisson à l'aide d'un couteau.

MUESLI SANS SUCRE AJOUTÉ

Cette recette de muesli/granola sans sucres ajoutés avec du miel, du beurre et de la cannelle est idéale pour un petit-déjeuner ou un en-cas à indice glycémique bas.

INGRÉDIENTS:

- 30 g de noix de Grenoble
- 50 g de noix de coco râpée
- 30 g d'amandes concassées
- 1 c. à s. de graines de tournesol
- 1/2 c. à c. de cannelle
- 20 g de beurre fondu
- 2 c. à c. de miel d'acacia, de sirop d'agave

PRÉPARATION:

1. Préchauffez le four à 200 °C.
2. Hachez grossièrement et incorporez les noix, la noix de coco râpée, les amandes et les graines de tournesol.
3. Incorporez la cannelle et le miel au mélange.
4. Disposez la mixture en une seule couche sur une plaque de cuisson.
5. Versez le beurre fondu sur la préparation.
6. Cuisez au four pendant 6 à 7 minutes en surveillant.
7. Dégustez froid avec votre lait habituel (de chèvre/brebis, de vache, ou lait végétal non sucré).

FROMAGE BLANC POMME ET CANNELLE

Cette recette simple et rapide allie le fromage blanc, la pomme, la cannelle en poudre, les amandes et le miel d'acacia pour un petit déjeuner ig bas tout en légèreté.

INGRÉDIENTS:

- 1 petite pomme gala (100 g)
- 120 g de fromage blanc
- 1 petite poignée d'amandes effilées
- 1 c. à c. de miel d'acacia
- 1 c. à c. de cannelle en poudre
- 2 c. à c. d'huile de noix (ou de tournesol ou colza)

PRÉPARATION:

1. Épluchez et taillez la pomme en ½ lamelles.
2. Répartissez le fromage blanc dans deux bols.
3. Faites chauffer l'huile de noix avec quelques gouttes d'eau dans une poêle, ajoutez les pommes et le miel, et faites caraméliser pendant 8 à 10 minutes en retournant les pommes régulièrement.
4. Saupoudrez d'amandes effilées et de cannelle, laissez cuire pour encore une minute,versez sur le fromage blanc et régalez-vous.

GÂTEAU AU YAOURT

Véritable dessert à index glycémique bas, ce délicieux gâteau au yaourt prend soin de votre glycémie, et pour la seule et unique raison: il ne comporte pas de sucre! Un gâteau bien moelleux, à faible indice glycémique et simple à réaliser.

INGRÉDIENTS:

- 1 yaourt de brebis nature 0 % (le pot vide est la mesure à utiliser pour les autres ingrédients)
- 3 œufs
- 2 pots de farine d'amande
- 1 pot de farine d'orge mondé
- 1/2 pot de miel d'acacia
- 3/4 de pot d'huile d'olive
- 1 sachet de levure chimique
- 1 c. à s. de jus de citron
- Extrait naturel de vanille sans sucre

PRÉPARATION:

1. Préchauffez le four à 180 °C.
2. Dans un bol, ajouter le yaourt, et en mélangeant bien, les jaunes d'œufs, le miel d'acacia, les farines, la levure, l'huile, le jus de citron et l'extrait de vanille.
3. Montez les blancs en neige ferme et incorporez-les doucement à la préparation à l'aide d'une cuillère en bois.
4. Versez dans un moule beurré et faites cuire 25 à 30 minutes.

GRATIN DE PÊCHES

Sans sucre, ce délicieux dessert aux pêches à base de sirop d'agave (ou de yacón) et d'amandes est délicieux et à faible teneur en glycémie.

INGRÉDIENTS:

- 400 g de pêches (environ 3 petites)
- 4 œufs
- 1 petit-suisse
- 120 ml de lait d'amande non sucré
- 2 c. à s. d'amandes effilées
- 1 c. à s.de sirop d'agave ou de yacón
- 30 g de beurre

PRÉPARATION:

1. Préchauffez le four à 180 °C.
2. Beurrez un plat à gratin.
3. Épluchez les pêches et déposez-les au fond du plat.
4. Mélangez le lait d'amande et le petit-suisse avec les œufs et le sirop d'agave.
5. Versez sur les fruits et parsemez d'amandes effilées.
6. Faites cuire 30 minutes et dégustez.

PUDDING GRAINE DE CHIA À L'ANANAS

Une recette saine de dessert ig bas parfaite pour le goûter, le dessert et pourquoi pas le petit-déjeuner!

INGRÉDIENTS:

- 150 g d'ananas épluché et coupé en petits dés
- 200 ml de lait d'amande sans sucre
- 100 ml de lait de coco sans sucre
- 8 c. à s. de graines de chia
- 2 c. à s. de sirop d'agave ou de miel
- Une pincée de cannelle
- Une pincée de noix de muscade râpée

PRÉPARATION:

1. Réservez quelques dés d'ananas pour la décoration, mélangez le tout et versez dans petit pots ou verrines de votre choix.
2. Décorez avec quelques dés d'ananas et réservez au frais minimum de 2 à 3 heures. Servez-vous ensuite!

Et si on passe aux entrées et aux accompagnements, après avoir vous inspirer quelques recettes saines pour un petit déjeuner sain!

ENTRÉES ET ACCOMPAGNEMENTS

Vous manquez d'inspiration pour vos hors-d'œuvre à indice glycémique bas? L'éternelle phrase " qu'est-ce que je vais pouvoir offrir à mes invités? Voici quelques recettes d'amuse-bouche à faible indice glycémique qui feront impression lorsque vous les dégusterez! Elles raviront tout le monde, adeptes du régime à IG bas comme non adeptes. Ces recettes conviennent aussi pour un brunch à IG bas ou pour vos apéritifs. Vous pouvez utiliser ces recettes pour un brunch à IG bas ou pour vos apéritifs. Vous pouvez même utiliser certaines d'entre elles pour un pique-nique en toute tranquillité!

ŒUF COCOTTE AU CHEDDAR ET AU JAMBON

Cette recette, à la fois riche en protéines et saine, est également extrêmement simple et rapide à préparer. C'est un excellent avantage, notamment lorsque vous devez en faire un certain nombre pour tous vos invités! Elle est parfaite pour ceux qui suivent un régime sans gluten, pauvre en glucides, et à faible indice glycémique.

INGRÉDIENTS pour 1 œuf cocotte au cheddar et jambon:

- 1 œuf
- 1/2 tranche de jambon: vérifiez bien la composition si vous êtes sensible au gluten !
- 1 cuillère à soupe de cheddar râpé
- 1 cuillère à soupe de crème fraîche épaisse si possible
- Une pincée de sel et de poivre
- Un peu de beurre pour graisser

PRÉPARATION:

1. Coupez le jambon en fines lamelles et râpez le fromage comté si vous ne l'avez pas encore fait.
2. Beurrez votre moule pour empêcher l'œuf de se coller sur les côtés.
3. Versez la crème et la julienne de jambon et remuez.
4. Saler et poivrer, incorporer une portion de cheddar et recommencer à mélanger.
5. Casser un œuf au fond du moule et répartir le fromage restant.
6. Ensuite, préparer un bain-marie à l'aide d'un récipient à hauts bords résistant à la chaleur. Remplissez-le à la moitié avec de l'eau et déposez-y les moules à ramequins.
7. Enfourner pour 8 à 10 minutes suivant la cuisson désirée. Surveillez bien la cuisson et retirez les ramequins lorsque le blanc est à peine cuit pour que le jaune reste coulant.
8. Déguster le tout chaud avec du pain à faible indice glycémique.

ROULÉ DE COURGETTE, FROMAGE FRAIS ET SAUMON FUMÉ

Vous pouvez réaliser ce roulé de courgettes de plusieurs façons: avec du jambon blanc ou cru, du saumon fumé, du poulet ou de la dinde, ... Ornez-le à votre guise! Attention tout de même, vous risquez d'avoir des difficultés à découper votre roulé s'il est garni de jambon cru. Cette entrée peut contenter de 6 à 10 personnes, en fonction de la taille des tranches et du nombre de tranches que vous prévoyez servir!

INGRÉDIENTS:

- 600 g courgette
- 4 œufs
- 2 càs de farine
- 2 c à sucre de crème fraiche
- Du fromage frais
- Garniture :6 tranches de saumon fumé (ou alternativement, du jambon, de la dinde ou du jambon cru en tranches...)
- Sel, poivre

PRÉPARATION:

1. D'abord, préchauffez votre four à 180°C
2. Lavez vos courgettes et râpez-les.
3. Puis les faire cuire dans une casserole pour les égoutter. Salez, poivrez et laissez l'eau s'évaporer.
4. Pendant ce temps, préparez un récipient et écrasez-y vos oeufs. Incorporez la farine et la crème, salez et poivrez éventuellement et mélangez le tout comme pour préparer une omelette.
5. Ajoutez alors vos courgettes râpées à sec et remuez doucement.
6. Recouvrez une plaque à four de papier cuisson et déposez-y soigneusement votre préparation.
7. Faites cuire à 180°C pendant 15 à 20 minutes
8. Retirez la plaque lorsque votre mélange est cuit et n'attendez pas qu'il se dessèche.
9. Laissez-le reposer pendant environ 20 minutes, avant de le recouvrir de fromage frais. Ensuite, ajoutez la garniture de votre choix sur toute la surface.
10. La touche finale est d'étaler votre préparation de la même manière qu'une génoise. Mais rassurez-vous, c'est très facile à réaliser ! Veillez simplement à ce que la préparation soit bien étalée afin qu'elle ne s'étale pas toute seule.
11. Découpez le rouleau de courgette en rondelles et servez-le fraîchement accompagné d'une salade!

TABOULÉ DE QUINOA

Le taboulé de quinoa est une idée très rafraîchissante et parfumée pour les débutants à faible indice glycémique! La recette est saine et surtout riche en protéines végétales. Avec des légumes très frais et de bonnes herbes aromatiques, cet apéritif ravira vos convives.!

INGRÉDIENTS pour 4 personnes:

- 150 g de quinoa
- 3 tomates
- 1 concombre
- 1 oignon rouge
- 50 g de raisins secs
- 2 citrons jaunes bio
- Un peu d'huile d'olive
- Des herbes aromatiques: persil, menthe. À vous de choisir
- Sel, poivre

PRÉPARATION:

1. En premier lieu, faites cuire le quinoa dans une casserole, en suivant les instructions sur l'emballage. Laisser mijoter, filtrer et laisser refroidir
2. Entre temps, hachez vos ingrédients! Commencez par les tomates, enlevez au maximum leurs pépins, puis coupez-les en petits cubes.
3. Faites de même que pour les concombres, enlevez leur peau et coupez leur chair en petits cubes.
4. Épluchez l'oignon et hachez-le finement. Coupez ensuite vos herbes aromatiques.
5. Lorsque le quinoa a refroidi, versez-le dans un bol et ajoutez les tomates en dés, le concombre, l'oignon haché et les herbes hachées.
6. Pressez le citron pour en extraire le jus. Ajoutez également les raisins secs et un peu d'huile d'olive. Salez et poivrez au goût, puis mélangez le tout.
7. Réservez le taboulé de quinoa au frais pendant quelques heures!

TARTARE DE SAUMON

Cette recette est aussi fraîche que gourmande pour tous les amateurs de saumon! Cette recette de tartare de saumon ravira les papilles et ravira les cœurs. Si vous êtes amateur de saumon fumé, vous pouvez y utiliser deux saumons et pour la sauce qui l'accompagne ne vous inquiétez pas on a une multitude de choix !

INGRÉDIENTS:

- 1 pavé de saumon, ou 2 tranches de saumon fumé
- De l'aneth ou de la ciboulette
- 1 càs d'huile d'olive
- 1 càs de vinaigre balsamique
- 1/2 citron jaune ou vert selon vos goûts
- Alternatif: ¼ échalote

ASTUCE: pour régaler du saumon le plus tendre possible, choisissez le dos de saumon et mettez-le bien au frais.

PRÉPARATION:

1. Comme première étape, sortez votre saumon du réfrigérateur et découpez-le en petits dés. Faites de petits morceaux pour qu'ils se tiennent bien dans votre tartare.
2. Dans un petit récipient, préparez votre sauce. Découpez finement l'aneth ou la ciboulette et versez-la dans le récipient.
3. Incorporez-y le vinaigre balsamique, l'huile d'olive et le jus de citron. Mélangez le tout et versez-le dans votre saladier avec les dés de saumon. Mélangez soigneusement une deuxième fois.
4. Vous pouvez servir immédiatement ou conserver quelques heures au réfrigérateur.
5. Pour dresser votre tartare de saumon de façon esthétique, aidez-vous d'un emporte-pièce circulaire haut.
6. Si vous n'en n'avez pas, il y aura sûrement une alternative dans votre cuisine qui fera l'affaire. Sinon, vous pouvez essayer de le fabriquer vous-même à l'aide d'un verre et de papier aluminium. Utilisez le verre pour définir la taille de votre cercle et entourez-le avec plusieurs couches de papier aluminium de façon à le rendre assez solide et suffisamment haut. Enlevez ensuite le verre pour obtenir votre cercle à dresser, et utilisez-le pour dresser votre tartare de façon circulaire.
7. Mettez-le au réfrigérateur après le dressage ensuite servez-le
8. Vivez une expérience culinaire saine et succulente!

AVOCAT GARNI ŒUF MAYONNAISE

Cette recette originale aux avocats, qui est fruit ig bas par excellence, accompagnés d'œuf et mayonnaise pour une entrée savoureuse et pauvre en glucides!

INGRÉDIENT:

- 2 petits avocats
- 2 œufs
- 30 g de mayonnaise
- 3 c. à s. de ciboulette ciselée
- 1 c. à s. de jus de citron
- Sel, poivre

PRÉPARATION:

1. Portez à ébullition une casserole d'eau remplie aux ¾, ajoutez une pincée de sel. Ajoutez les œufs dans l'eau bouillante à l'aide d'une cuillère à soupe.
2. Laissez cuire 10 minutes puis retirez du feu et mettez les œufs dans un récipient d'eau froide.
3. Coupez l'avocat en deux, retirez le noyau avec un couteau puis toute la chair à l'aide d'une cuillère.
1. Réservez les peaux d'avocat.
4. Épluchez les œufs, écrasez-les dans un bol et mélangez-les à la chair d'avocat, la mayonnaise, le jus de citron et la ciboulette. Assaisonnez à votre goût.
5. Placez le mélange dans les peaux d'avocat, réservez au frais 30 minutes puis servez.

PIZZA PATE AUX CHOUX AUX LÉGUMES

Et voilà finalement une pizza saine: très légère, sans gluten ni lactose, riche en fibres, vitamines, minéraux et composés antioxydants…On est très loin de la pizza surgelée bas de gamme!!

INGRÉDIENTS pour 4 personnes:

Pour la pâte:

- 1 tête de chou-fleur
- 1 œuf
- 1 cuil à café de psyllium blond
- Sel
- Origan séché

Pour la garniture:

- 3 cuil à soupe de tomate séchée
- 2 oignons
- 1 cuil à soupe d'huile d'olive + 1 filet
- 3 tomates cocktail
- 1 poignée de jeunes pousses (roquette, mâche, épinards…)
- 1 cuil à soupe de graines de tournesol
- 1 cuil à soupe de graines de courge
- Sel

PRÉPARATION:

1. Lavez le chou-fleur puis mettez-le au mixeur jusqu'à obtention d'une consistance d'une semoule.
2. Mettez la semoule dans un saladier, salez et faites cuire pendant 5 minutes au four à micro-ondes.
3. Laissez refroidir pour 10 minutes puis versez la semoule de chou-fleur au centre d'un grand torchon.
4. Fermez le torchon et tordez-le pour égoutter au maximum d'eau. C'est fait? Continuez! Je suis sûre qu'il y a encore de l'eau à extraire!
5. Préchauffez votre four à 190°C.
6. Mélangez la pâte obtenue avec 1 œuf et le psyllium. Salez légèrement, saupoudrez d'origan et versez la pâte dans un moule à charnière (si vous n'en possédez pas, versez la pâte sur une plaque recouverte de papier cuisson en formant un rond).
7. Enfournez pendant 20 minutes.

8. Pendant ce temps, faites revenir les oignons émincés avec l'huile d'olive pendant 10 minutes.
9. Sortez la pâte du four, nappez-la de coulis de tomates et ajoutez les oignons puis les graines de courge et de tournesol.
10. Enfournez à nouveau pendant 10 minutes.
11. Coupez les tomates cocktail en tranches et déposez-les sur la pizza. Décorez avec les jeunes pousses, ajoutez un filet d'huile d'olive et servez.

ASSIETTE FROIDE IG BAS EXPRESS

Un plat repas rapide à l'IG très bas et réalisable en 5 minutes. Un bon compagnon pendant votre grignotage devant la télé!

INGRÉDIENTS:

- 100 g de salade mêlée
- 150 g de cœurs de palmier
- 60 g de jambon sec
- 20 g de parmesan râpé
- 20 g d'olives dénoyautées
- 4 tomates séchées
- 60 g de Roquefort
- Sel, poivre

PRÉPARATION:

1. Mettez la salade dans une assiette.
2. Coupez les cœurs de palmiers et les olives en rondelles et les tomates en lanières.
3. Ajoutez tous les ingrédients et assaisonnez d'un peu de sel, de poivre et d'un filet d'huile d'olive.

HOUMOUS AU POIVRON, IG BAS

Cette préparation est particulièrement enrichie en protéines végétales, en fibres, en potassium, en magnésium... mais aussi en vitamine C fournie notamment par le poivron. L'huile d'olive et le tahini procurent des graisses insaturées favorables au bien-être du système cardio-vasculaire.

Cette recette a un IG très bas (< 35), et côté calories: une centaine par personne (soit 1/8 du bol...rassurez-vous, mon bol est très gros!). Vous pouvez utiliser des radis, bâtonnets de carottes et de concombre comme accompagnement de ce houmous, votre apéritif IG bas demeure très sain!

INGRÉDIENTS:

- 1 petit poivron rouge
- 1 boîte de 400 g de pois chiches en conserve (265 g égouttés)
- 1 gousse d'ail
- 1 cuil à soupe pleine de tahin
- 4 cuil à soupe de jus de citron
- 3 cuil à soupe d'huile d'olive
- Cumin
- Piment de Cayenne
- Sel

PRÉPARATION:

1. Préparez le coulis de poivron.
2. Coupez le poivron en deux, ôtez les graines et placez-le sur une grille, côté peau vers le haut. Enfournez pendant 20 à 25 minutes sous le gril.
3. Placez les morceaux de poivrons dans un sachet plastique pendant 10 minutes puis ôtez la peau.
4. Mixez la chair de poivron avec un peu de sel et réservez au frais.
5. Égouttez les pois chiches et ôtez leur peau (facultatif mais conseillé!).
6. Épluchez et hachez l'ail.
7. Mixez les pois chiches avec tous les ingrédients jusqu'à l'obtention d'une consistance assez lisse.
8. Mélangez les 3/4 du coulis de poivron avec le houmous. Ajoutez le reste du coulis et donnez un tour de cuiller pour décorer.
9. Saupoudrez de graines de courge ou de sésame noir...
   Vous pouvez aussi faire ce houmous sans poivron pour une recette plus classique et rapide!

TARTARE D'AVOCAT, CHOU ROUGE ET RADIS NOIR

Ce fruit est particulièrement riche en graisses insaturées (environ 15%) qui préservent le cœur et les vaisseaux, en vitamine E, en fibres et en potassium. Il s'agit d'un aliment extrêmement sain qui trouve parfaitement sa place dans une alimentation équilibrée (1 portion d'avocat = 1/2 unité, à consommer deux fois par semaine en moyenne). Quant aux autres légumes utilisés pour ce tartare (chou rouge et radis noir), ils sont eux aussi riches en fibres, en vitamine C, B9, en calcium...et leur pouvoir de détoxification n'est plus à prouver (actions sur les différentes instances et organes d'élimination: intestin, foie, reins). L'IG de ce plat, figurez-vous, est très bas!

INGRÉDIENTS:

- 2 petits avocats bien mûrs (ou 1 gros)
- 1 radis noir (100 g environ)
- 100 g de chou rouge
- 2 cuil à café de gomasio
- 3 cuil à soupe de vinaigrette à la moutarde
- 1/2 citron
- 1 cuil à soupe d'huile d'olive
- Sel
- Poivre du moulin

PRÉPARATION:

1. Épluchez et coupez les avocats en petits morceaux. Citronnez-les pour éviter qu'ils noircissent.
2. Hachez finement de chou rouge avec un couteau, ajoutez la vinaigrette à la moutarde et mélangez. Épluchez et coupez le radis noir en petits cubes, ajoutez 1 cuil à soupe d'huile d'olive, le gomasio et mélangez. Entreposez le tout au frais pendant 30 minutes.
3. Formez les tartares: posez des disques de 8 à 8 cm de diamètre sur des petites assiettes et mettez l'avocat dans le fond. Tassez bien avec le dos d'une cuillère.
4. Ajoutez ensuite le chou rouge et enfin le radis noir. Donnez un tour de moulin à poivre et entreposez au réfrigérateur pendant 30 minutes.

CHAMPIGNONS FARCIS AU QUINOA ET TOMATES SÉCHÉES, IG BAS

Pour accompagner un filet de poisson, une omelette, ou simplement une salade composée, Voici une recette très légère, …À vous de voir! Elle peut être évidemment présentée comme en entrée!

INGRÉDIENTS:

- 12 gros champignons à farcir
- 1 courgette
- 1 échalote
- 6 pétales de tomate séchée bio
- 100 g de quinoa cuit
- 25 g de parmesan râpé
- 2 cuil à soupe d'huile d'olive
- 1 pincée de piment de Cayenne
- Sel

PRÉPARATION:

1. Lavez les champignons et ôtez leur pied (conservez la partie propre et hachez-la).
2. Épluchez l'échalote et hachez-la.
3. Lavez la courgette (ne l'épluchez pas), ôtez la partie centrale contenant les graines et coupez-la en très petits morceaux (en brunoise).
4. Coupez également les pétales de tomates séchées en petits morceaux.
5. Faites chauffer l'huile d'olive dans une poêle et ajoutez l'échalote, la courgette, les pieds des champignons hachés et les tomates séchées. Salez légèrement et saupoudrez de piment. Laissez cuire pendant 5 minutes, éteignez le feu et ajoutez le quinoa cuit et le parmesan.
6. Préchauffez le four à 180°C.
7. Mettez les champignons sur une plaque recouverte de papier cuisson puis remplissez chacun de farce et enfournez pendant 20 à 25 minutes.

PANISSE AUX OLIVES NOIRES ET TOMATES SÉCHÉES

Ces panisses sont légères en bouche! Eh oui ce n'est pas comme vous le croyez! Vous adorerez beaucoup le mélange de couleur apporté par les olives, les tomates séchées et l'origan. C'est vraiment très appétissant!

INGRÉDIENTS:

- 125 g de farine de pois chiche
- 50 g d'olives noires dénoyautées
- 10 tomates séchées à l'huile
- 1 cuil à café d'ail en poudre
- 1/2 cuil à café de cumin
- 2 cuil à soupe d'huile d'olive
- 430 ml d'eau
- 1 cuil à soupe d'origan
- Sel

PRÉPARATION:

1. Découpez les tomates séchées en tout petits morceaux et hachez les olives.
2. Faites bouiller de l'eau dans une casserole. Ajoutez la farine de pois chiche à ébullition et mélangez rapidement à l'aide d'un fouet jusqu'à ce que le mélange soit épais (fouettez bien pour éviter qu'il y ait trop de grumeaux, c'est super important de n'en pas avoir!).
3. Retirez du feu, salez, ajoutez l'ail et le cumin puis les olives et les tomates séchées. Mélangez et mettez à nouveau la casserole sur le feu.
4. Faites cuire à feu doux pour 2 ou 3 minutes en remuant sans arrêt.
5. Versez la préparation sur une plaque antiadhésive, étalez en une couche d'environ ½ centimètre d'épaisseur, parsemez d'origan et laissez refroidir pour au moins 1 heure.
6. Découpez la panisse en morceaux et faites-les cuire dans la poêle antiadhésive avec l'huile d'olive pendant 10 minutes en retournant à mi-cuisson. Vous pouvez manger ces petites panisses à l'apéritif ou en pique-nique, chauds, tièdes ou même froids!

Mettre les punisse à cote 1 heure avant de les cuire à la poêle!

BOUCHÉES APÉRITIVES AUX CHOUX

Pour éviter de se rassasier dès l'entrée et de saturer son repas en graisses, rien de mieux que les entrées à base de légumes (et ça remplace les cacahuètes, les pistaches, voire les tomates cerises que nous privilégions désormais quand nous surveillons notre ligne).

INGRÉDIENTS:

- 1 tête de brocoli
- 1 oignon rouge
- 2 œufs
- 5 wasa® fibres
- 75 g de comté râpé
- 1 petite cuillère de curry en poudre
- 1/2 petites cuillères d'ail en poudre
- 2 pincées de piment de Cayenne en poudre
- Sel

PRÉPARATION:

1. Détachez les fleurettes de brocoli, lavez-les et faites-les cuire pendant 4 à 5 minutes à l'eau bouillante (ou au cuit-vapeur: ajustez le temps de cuisson).
2. Épluchez l'oignon et hachez-le.
3. Mixez les wasa® fibres en chapelure.
4. À l'aide d'un couteau, coupez les brocolis en très petits morceaux puis mettez-les dans un saladier. Ajoutez l'oignon haché, les œufs, le fromage, la chapelure, l'ail en poudre et les épices. Salez et mélangez bien.
5. Entreposez au frais pendant 1 heure.
6. Préchauffez votre four à 180°C.
7. Formez des petites bouchées dans le creux de la main et posez-les sur une plaque recouverte de papier cuisson.
8. Enfournez pendant 20 minutes.

Prévoyez 1 heure pour le repos de la pâte au réfrigérateur.

BOUCHÉES LÉGÈRES AU THON ET POIVRONS

Zéro matière grasse ajoutée (ou presque!). Et puis, ça change un peu des bâtonnets de légumes et des tomates cerises qu'on met sur la table quand on surveille sa ligne…

INGRÉDIENTS:

Pour les clafoutis au thon:

- 1 boîte de thon de 200 g (140 g égoutté)
- 1 échalote
- 85 g de fromage blanc
- 2 œufs
- 20 g de moutarde mi- forte
- 30 g de farine intégrale d'épeautre
- 3 cuil à soupe de ciboulette surgelée
- Piment d'Espelette
- Sel

Pour le coulis:

- 2 poivrons rouges
- 2 g d'agar agar (1 stick)
- 2 cuil à soupe bombées de crème de soja
- 1 cuil à café rase de paprika
- Sel

PRÉPARATION:

1. Préparez les clafoutis au thon:
2. Préchauffez votre four à 180°C.
3. Égouttez bien le thon et émiettez-le.
4. Épluchez et hachez l'échalote.
5. Mélangez le thon et l'échalote avec la moutarde, le fromage blanc et la ciboulette. Ajoutez les œufs et la farine d'épeautre, le sel et le piment d'Espelette. Mélangez.
6. Versez la préparation dans le moule à mini-tartelettes sans les remplir complètement et enfournez pendant 20 minutes.
7. Laissez refroidir sans démouler.
8. Préparez le coulis de poivrons:
9. Coupez les poivrons en deux dans le sens de la longueur et ôtez les pépins.
10. Mettez-les sur une plaque du four (côté peau vers le haut) et mettez le four en position «gril» jusqu'à ce que la peau des poivrons devienne noire.

11. Mettez ensuite les poivrons dans un sac congélation pendant 10 minutes puis ôtez la peau.
12. Mixez les poivrons avec la crème de soja, l'agar agar, le sel et le paprika puis versez ce coulis dans une casserole et portez à ébullition pendant 2 minutes.
13. Mettez une cuillerée de coulis sur chaque bouchée au thon, décorez avec un peu de ciboulette ciselée et laissez refroidir au réfrigérateur pendant 1 heure.
14. Démoulez froid.

Prévoyez une heure de réfrigération!

MINI FRITTATA AUX ÉPINARDS

2 mini-frittatas apportent 18 g de protéines, soit l'équivalent d'une part de viande. On peut utiliser du fromage blanc et de la feta plus légère que le lait de vache. D'ailleurs, le lait de vache a un effet sur la glycémie assez élevé même si son IG est bas

INGRÉDIENTS:

- 150 g d'épinards frais
- 3 gros œufs
- 100 g de fromage blanc de votre choix (brebis par exemple)
- 50 g de feta
- 1 cuil à café de moutarde
- 2 pincées de piment d'Espelette
- Sel

PRÉPARATION:

1. Lavez et essorez les feuilles d'épinards puis coupez-les en lanières et faites-les fondre pendant 3 minutes au four à micro-ondes.
2. Préchauffez votre four à 180°C.
3. Battez les œufs en omelette.
4. Ajoutez la moutarde, le piment d'Espelette et le fromage blanc.
5. Salez. Ajoutez les épinards et la feta coupée en morceaux.
6. Versez dans des moules à muffins antiadhésifs et enfournez pendant 30 minutes environ.
7.

HAMBURGER VEGGIES, IG BAS

Ces burgers végétaux ne ressemblent en rien à ceux que l'on trouve dans les fast-foods: ils contiennent des nutriments essentiels (fibres, magnésium, calcium, vitamine…), des protides végétaux ainsi qu'un faible IG (< 50).

INGRÉDIENTS:

Pour les buns:

- 250 g de farine intégrale
- 25 g de gluten pur
- 30 g de l'épeautre
- 4 g de sel
- 15 g d'huile d'olive
- 200 ml de lait végétal sans sucre
- 1 c. à café de sirop d'agave
- Graines de sésame selon votre choix

Pour les galettes de lentilles corail:

- 100 g de lentilles corail sèches
- 1 belle échalote
- 2 œufs
- 8 cuillères à soupe de lait végétal sans sucre
- Persil ou coriandre fraiche
- 1 à 2 c. à soupe d'huile d'olive pour la cuisson
- Sel et poivre

Pour la garniture:

- 1 grande tomate ou des morceaux de tomates séchés
- 1 à 2 avocats bien mûrs
- Salade verte
- Sauce moutarde ou sauce au yaourt
- Fromage râpé (facultatif)

PRÉPARATION:

1. Préparez d'abord les buns:
2. La pâte doit être préparer la veille: mettez la farine et le gluten dans un saladier. Ajoutez le l'épeautre, le sel, l'huile et le sucre.
3. Faites tiédir le lait et intégrez-le dans la pâte. Vous devez obtenir une pâte un peu collante.

4. Pétrissez cette pâte pendant 5 minutes jusqu'à ce qu'elle se détache bien du plan de travail puis couvrez-la avec un torchon propre et laissez-la lever toute la nuit dans un endroit frais (cave, bas du frigo).
5. Le lendemain, pétrissez à nouveau la pâte pendant 5 minutes puis formez 6 buns (ajoutez un peu de farine si la pâte est collante).
6. Déposez-les sur une plaque recouverte de papier cuisson et laissez les buns gonfler pendant 1 heure dans un endroit tiède (près du chauffage, derrière une vitre au soleil, au four: chauffez à 50°C, attendez un peu et mettez-y les buns).
7. À l'aide d'un pinceau, badigeonnez les buns de lait végétal et ajoutez les graines de sésame/ pavot puis enfournez à 180°C pendant 12 à 15 minutes.
8. Laissez refroidir.

Préparez les galettes veggies:

1. Lavez les lentilles et laissez-les égoutter.
2. Mettez les lentilles au mixeur jusqu'à l'obtention d'une semoule
3. Pelez et hachez l'échalote.
4. Mélangez les lentilles corail avec l'échalote. Ajoutez le sel, le poivre, le persil et les œufs battus. Incorporez le lait et laissez reposer à côté pour 30 minutes.
5. Faites cuire les galettes dans une poêle antiadhésive avec l'huile d'olive: déposez la préparation en petits tas (faites des galettes assez fines), laissez prendre pendant 3 à 4 minutes puis retournez et poursuivez la cuisson pendant 5 minutes.
6. Garnissez vos burgers:
7. Coupez en deux les buns et garnissez d'un peu de salade verte, de l'avocat coupé en lamelles, de la tomate...
8. Ajoutez un steak veggie, un peu de fromage râpé (facultatif) ou de la moutarde ou un peu de sauce au yaourt...
9. Refermez et dégustez!

N'oubliez pas la pâte doit prendre suffisamment son temps!

PIZZA FLEUR AU SEIGLE

Choisissez bien **une farine de seigle intégrale** pour que l'IG soit bas (IG = 50) : cette farine est riche en fibres et apporte également du magnésium, du fer et du manganèse. Le seigle contient du gluten; même s'il est moins « trafiqué » que le blé, le seigle ne doit pas être consommé chez les intolérants au gluten!

INGRÉDIENTS:

Pour la pâte:

- 250 g de farine de seigle intégrale
- 1 sachet de levure boulangère
- 2 cuil à soupe d'huile d'olive
- 2 cuil à soupe de graines de pavot
- 130 à 140 ml d'eau filtrée tiède + 4 cuil. à soupe
- 1 cuil à café de fructose ou du miel d'acacia
- 1 cuil à café de sel

Pour la garniture:

- 100 g de coulis de tomate
- 100 g de jambon blanc
- 80 g de fromage râpé (comté, tome de brebis ou de chèvre…)
- 50 g d'olives noires

PRÉPARATION:

1. La veille:
2. Mettez la farine dans un saladier avec le sel, les graines de pavot, le sucre IG bas et mélangez.
3. Versez la levure dans un petit bol et ajoutez 4 cuil à soupe d'eau filtrée tiédie (je l'ai mise quelques secondes au four à micro-ondes). Attention: l'eau ne doit pas être chaude!
4. Mélangez bien et laisser reposer pendant 15 minutes: le mélange va mousser légèrement et gonfler.
5. Mettez la levure et l'huile d'olive.
6. Ajoutez lentement 130 ml d'eau tiède et pétrissez la pâte à la main pendant quelques minutes jusqu'à ce qu'elle devienne élastique.
7. Laissez reposer la pâte pendant une ou deux heures puis couvrez-la avec un torchon propre et entreposez-la au frais jusqu'au lendemain.
8. Le jour-même:
9. Pétrissez à nouveau la pâte pendant quelques minutes et étalez-la sur un plan de travail pour faire une bande de 50 cm sur 12 cm.

10. Hachez les olives noires et râpez le fromage si besoin.
11. Étalez le coulis de tomate sur cette bande de pâte. Ajoutez ensuite le jambon, les olives noires hachées et le fromage râpé.
12. Découpez ensuite des bandelettes de pâte d'environ 2 cm de large et roulez-les en escargot (j'ai fait 24 bandelettes que j'ai roulées). Placez toutes les roulades de pâte dans un plat antiadhésif rond de préférence (j'ai utilisé un moule de 24 cm de diamètre) et laissez à nouveau la pâte reposer pendant 1 heure.
13. Enfournez à 200°C pendant 15 minutes puis baissez à 180°C et poursuivez la cuisson pendant 10 à 15 minutes.

TOURNEDOS OU PAVÉS SAUTÉS

Un peu de protéines parmi nos recettes ne fera pas de mal! Si vous avez remarqué, on n'a pas trop mis de recettes de viandes, poulet et de poissons. Comme on a lu et vu précédemment ces aliments ont un IG très bas, donc vous pouvez les cuire comme vous le faites normalement, mais surtout pas de fritures ni trop de matière grasse.
Cela n'empêche quand va vous livrer quelques recettes succulentes comme celle-ci.

INGRÉDIENTS:

- Comptez 150 a 170 grammes par personne
- Un peu de beurre
- Sel
- Poivre de moulin

PRÉPARATION:

1. Détaillez des tournedos ou des pavés. Salez et poivrez juste avant la cuisson
2. Utilisez un beurre clarifié chaud ou classiquement porter le beurre noisette
3. Saisissez à feu vif sur une face d'abord…c'est ce qu'on appelle marquer en cuisson
4. On en profite pour assaisonner l'autre face
5. Retournez le tournedos et réduire l'allure de chauffe pour ne pas bruler le beurre
6. Colorez les côtés
7. Pendant la cuisson retournez régulièrement le tournedos et l'arroser de beurre.
8. atteignez le degré de cuisson souhaité

Vous pouvez appliquer la même technique de cuisson à d'autres viandes rouges et délicates!

POULET À LA SAUCE SAFRANÉE À FAIBLE INDICE GLYCÉMIQUE

Avec sa garniture à IG bas, voilà un filet de poulet aux parfums barbares!
Une savoureuse recette sans gluten riche en fibres

INGRÉDIENTS:

- 4 filets de Poulet
- 1 poivron rouge *autour de 4g de glucides simples pour 100g*
- 1 poivron vert *autour de 4g de glucides simples pour 100g*
- 200 g Chorizo
- 200 g Petits pois *frais ou congelés*
- 120 g de graines de Sarrasin
- 80 g Lentille Corail
- 50 g de graines de Courge *grillées*
- Basilic

Pour la Sauce safranée

- 20 cl Bouillon de volaille *(avec une capsule ou un cube)*
- 20 cl Crème fraîche *épaisse*
- Paprika

PRÉPARATION:

1. Placer le safran dans le bouillon de volaille tiède et laisser infuser 30 minutes
2. Rincer le sarrasin - porter à ébullition 2 fois leur volume en eau puis verser le sarrasin, les lentilles corail, les graines de courge et les petits pois - cuire pendant 6 minutes à feu moyen - puis laisser reposer feu éteint pendant 20 minutes - égoutter et maintenir au chaud (on peut réchauffer dans une poêle)
3. Cuire le poulet arrosé d'huile d'olive pendant 20 minutes au four préchauffé à 180° avec les poivrons en lamelles et le chorizo découpé en tranches
4. Porter le bouillon safrané à ébullition et laisser réduire 5 minutes puis ajouter la crème et le fond de volaille - cuire à feu doux et stopper quand le liquide s'est légèrement épaissi - saler et poivrer
5. Servir l'accompagnement avec le chorizo et les poivrons puis le poulet arroser de sauce safranée - répartir quelques feuilles de basilic, du paprika et dégustez!

ONGLET DE BŒUF AU CONFIT D'OIGNON

Il est conseillé de ne pas trop cuire l'onglet de bœuf pour en savourer toutes les richesses.

Passé au grill ou dans une poêle antiadhésive très chaude, une minute sur chaque face est suffisante pour une viande bleue, 2 minutes pour une viande saignante... au-delà de 3 minutes, c'est à point.

Le confit aux oignons, réalisé sans sucre cette fois-ci, est parfait pour agrémenter l'onglet.

INGRÉDIENTS:

- 500 g d'onglet de Bœuf entier
- 150 g confit d'oignon
- 350 g Patate douce
- 150 g Petits pois frais
- 300 g Haricot vert frais ou congelés
- 200 g de fleurettes de Brocoli

PRÉPARATION:

1. Préparez votre confit d'oignon à l'avance
2. Sortez la viande du frais à l'avance
3. Épluchez et coupez la patate en petit cubes puis cuire 20 minutes à l'eau - écrasez à la presse purée et disposez sur une plaque de cuisson avec des emporte-pièce - réchauffez pendant 10 minutes avant de servir
4. Cuisez les haricots verts à la vapeur une quinzaine de minutes - ajoutez les petits pois et brocoli à mi-cuisson
5. Cuisez l'onglet entier au grill 1 à 2 minutes par face suivant son épaisseur et la cuisson souhaitée puis laisser reposer 3 minutes dans du papier aluminium avant de trancher

COQUILLES DE SAUMON A LA PARISIENNE

Et nous y voilà avec une simple entrée classique pour ouvrir l'appétit! Très facile à réaliser et les portions sont à adapter aux coquilles.

INGRÉDIENTS:

Pour la garniture saumon

- 200 g Saumon
- 1 œuf
- 1 Avocat
- Tomates cerises
- Mayonnaise allégée *ou presque*
- 1 petit jaune d'œuf
- 1 petite cuillère de Moutarde
- Sel
- 80 g Fromage blanc
- 40 g Huile de Colza
- 1 filet Jus de Citron

PRÉPARATION:

1. Utilisez des restes de saumon cuit ou cuisez le saumon à la vapeur pendant 10 minutes
2. Dans un saladier ou au robot: fouettez le jaune puis ajoutez la moutarde et continuez à fouetter en incorporant petit à petit l'huile - lorsque la consistance est ferme ajoutez le fromage blanc petit à petit et continuer à fouetter – Finissez avec un filet de jus de citron puis saler et poivre
3. Disposez comme sur la photo dans des coquilles ou des coupelles - ajoutez du persil ou de l'aneth pour la touche finale

MAKIS DE SAUMON

L'incontournable Saumon fumé revu en version Makis sans riz. Du Saumon fumé roulé sur des cœurs de palmier avec un touche de fromage frais Saint Morret parfumé à l'aneth.

INGRÉDIENTS:

- 4 longs Cœurs de palmier
- 4 tranches Saumon fumé
- 2 cuillères à soupe Saint Morret
- 2 cuillères à soupe aneth *ciselée*
- 1 cuillère à soupe Jus de Citron
- Groseilles

PRÉPARATION:

1. Rincer et essuyer les cœurs de palmier
2. Mélanger le saint Morret avec le citron et l'aneth puis disposer au centre des tranches de saumon fumé
3. Poser les cœurs de palmier dessus et rouler puis découper en 3 ou 4
4. Présenter avec des groseilles et de l'aneth

SAUCES ET DIPS

SAUCE ROQUEFORT

Une recette de sauce Roquefort® à ig bas est simple et rapide à préparer. En quelques minutes et avec 4 ingrédients seulement, vous aurez le privilège de déguster une sauce au fromage légère pour vos viandes ou vos pâtes.

INGRÉDIENTS:

- 150 g de Roquefort®
- 30 g de crème fraiche épaisse
- 1 pincée de noix de muscade moulue
- Sel, poivre

PRÉPARATION:

1. Émiettez le roquefort et versez-le dans une casserole avec la crème.
2. Salez, poivrez, ajoutez la noix de muscade et faites chauffer à feu doux et mélangez doucement, jusqu'à obtenir une consistance homogène et crémeuse.
3. Servez bien chaud, en accompagnement d'une viande, de poulet, en remplacement de la béchamel d'un gratin, dans un plat de pâtes IG bas, etc.
4. Vous pouvez aussi utiliser cette sauce froide, en la mélangeant à un petit-suisse ou 60 g de fromage blanc ou de skyr.

SAUCE MARINARA

La sauce tomate italienne allégée sera votre meilleure alliée pour agrémenter vos spaghettis aux lentilles, vos pâtes, vos pizzas et autres tartes à faible valeur glycémique.

INGRÉDIENTS:

- 4 tomates pelées
- 1 petite boite de concentré de tomate
- 1 oignon haché
- 2 gousses d'ail pelées hachées
- 6 c. à s. de basilic haché
- 3 c. à s. d'huile d'olive
- Sel, poivre

PRÉPARATION:

1. Mettez tous les ingrédients dans un mixeur et mixez en ajoutant progressivement l'huile d'olive.
2. Salez, poivrez et réservez au frais.
3. Dégustez avec des spaghettis de lentilles corail, des tagliatelles de konjac, des zoodles (nouilles de courgettes blanchies), des spaghettis de légumes, en dip à l'apéritif, en fond de tarte ou de pizza, en accompagnement d'un plat de viande, etc. Vous pouvez en préparer en plus grandes quantités et conserver au frais dans un bocal hermétique quelques jours.

MAYONNAISE MAISON

Une recette de mayonnaise maison ig bas simple et rapide, avec seulement quelques ingrédients et minutes de preparation

INGRÉDIENTS:

- 6 c. à s. d'huile (tournesol ou mélange tournesol/olive)
- 1/2 c. à c. de moutarde
- 1 jaune d'œuf
- Quelques gouttes de citron
- Sel, poivre

PRÉPARATION:

1. Mélangez au fouet ou au batteur le jaune d'œuf avec la moutarde et le jus de citron.
2. Battez en incorporant progressivement l'huile.
3. Ajoutez le sel et le poivre à votre goût.

SAUCE À L'AVOCAT

Une recette de sauce à l'avocat et huile d'olive ig bas simple et rapide, parfaite pour accompagner un apéritif, une salade composée ou un bowl ig bas.

INGRÉDIENTS:

- 2 avocats bien mûrs
- 4 c. à s. de jus de citron
- 1 c. à c. de moutarde
- 1 c. à s. d'huile d'olive
- 1 c. à c. d'ail en poudre
- Sel, poivre

PRÉPARATION:

1. Coupez les avocats en dés, versez tous les ingrédients dans un mixeur, et mixez jusqu'à obtenir une consistance onctueuse.
2. Salez, poivrez.
3. Dégustez avec des crudités ou un bowl IG bas.

SAUCE BUGER IG BAS

On vous propose l'incontournable recette de sauce hamburger à ig bas parfaite pour étaler vos sandwichs ou hamburgers et qui accompagne tous les types de viandes.

INGRÉDIENTS:

- 100 g de mayonnaise maigre
- 30 g de cornichons
- 1 c. à s. de moutarde
- 1 c. à s. de jus de citron
- 1 c. à c. d'ail en poudre
- 1 c. à s. d'oignons frits ou séchés
- 1 c. à c. de paprika
- 2 brins de ciboulette ciselée (facultatif)
- Sel, poivre

PRÉPARATION:

1. Mettez et mélangez bien tous les ingrédients dans un récipient.
2. Salez, poivrez à votre goût. Ajoutez-la à vos burgers ou dégustez avec des crudités, une salade, une viande, etc.

BOUILLON DE LÉGUMES EN POUDRE

Ce bouillon ig bas maison est simple à préparer et à adapter selon la saison et des légumes que vous avez en stock ou à finir.

INGRÉDIENTS:

- 2 carottes avec la peau
- 6 poireaux entiers
- 4 oignons jaunes avec la peau
- 1 céleri rave
- 1 fenouil
- 3 gousses d'ail
- 1 bouquet garni
- Herbes et épices au choix
- Sel, poivre à votre goût

PRÉPARATION:

1. Lavez bien tous les légumes. Épluchez l'ail et le céleri, mais n'épluchez pas vos carottes ni vos oignons. Découpez tous les légumes en fines tranches à l'aide d'un économe ou d'une mandoline.
2. Préchauffez votre four à sa température la plus basse (60°C si possible).
3. Versez les légumes dans une cocotte, assaisonnez à votre goût et faites suer 10 minutes à découvert et à feu très vif en remuant constamment. Baissez le feu et continuez la cuisson 10 minutes de plus en remuant de temps en temps.
4. Répartir les légumes espacés et en couche très fines, sur plusieurs plaques si nécessaire et enfournez 4 à 6 heures en fonction de la température de votre four. Vérifiez que les copeaux de légumes sont bien séchés et que toute l'humidité a disparu et sinon, prolongez le séchage.
5. Mixez le plus finement possible à l'aide d'un mixeur. Si la poudre obtenue vous parait encore humide, passez-là à nouveau au four 30 à 60 minutes.
6. Comptez 4 à 6 c. à s. de bouillon en poudre pour 1 L d'eau

SAUCE CARAMEL AU BEURRE SALÉ

Cette sauce caramel allégée en glucides, facile à préparer, est particulièrement adaptée aux desserts et aux recettes à indice glycémique bas.

<u>INGRÉDIENTS</u>:

- 60 g de beurre demi-sel
- 3 c. à s. d'érythritol
- 2 c. à s. de sucre de coco
- 130 ml de crème fraiche épaisse

<u>PRÉPARATION</u>:

1. Dans une petite casserole, faites brunir le beurre quelques minutes à feu doux en remuant régulièrement.
2. Ajoutez l'érythritol, le sucre de coco, la crème épaisse et continuez à remuer.
3. Laissez mijoter à feu très doux pendant 10 à 15 min sans remuer.
4. Remuez une dernière fois et versez dans un petit pot de confiture.
5. Utilisez en accompagnement, dans une autre recette de dessert et conservez quelques jours au maximum au réfrigérateur

SAUCE CRUDITÉ FACILE

Pour cette sauce, une base de yaourt égoutté à l'aide d'une mousseline pour une onctuosité parfaite (un yaourt classique fonctionnera également).

INGRÉDIENTS:

- 125 g de yaourt égoutté
- 1 cac de moutarde douce
- 1 cas d'huile d'olive
- 1 cas d'huile de colza
- 1 pincée de sel
- 1 cas de vinaigre de cidre
- 5 brins de ciboulette
- Échalotes (facultatif)

PRÉPARATION:

1. Dans un saladier, verser le vinaigre de cidre. Ajouter la pincée de sel.
2. Incorporer la moutarde, les huiles en remuant bien à chaque ajout à l'aide d'un fouet pour créer une émulsion.
3. Ajouter le yaourt et fouetter à nouveau.
4. Finir en ajoutant les échalotes finement émincées, et la ciboulette ciselée.
5. Déguster

PESTO DE COURGETTES

Ce pesto de courgettes au basilic est un coup de cœur!

<u>INGRÉDIENTS</u>:

Pour un bol de Pesto: 3/4 personnes

- 2 courgettes petites ou moyennes, bien fermes et de préférence bio
- 3 cuillères à soupe de pignons + quelques-uns pour le décor
- 2 cuillères à soupe de chèvre frais ou Ricotta ou Madame Loïc (ou même fromage bleu fondu + un peu de crème pour un goût plus typé mais très bon!)
- Les feuilles d'une grosse botte de basilic frais
- 1 grande cuillère d'huile d'olive extra vierge
- Sel et poivre
- +/- 1 gousse d'ail (facultatif)

<u>PRÉPARATION</u>:

1. Laver et sécher les courgettes.
2. Les couper en dés, sans les éplucher et les faire sauter avec les pignons dans une poêle avec un bon filet d'huile d'olive.
3. Quand le tout est légèrement coloré, ajouter 4 cuillères à soupe d'eau tiède et poursuivre la cuisson à feu doux pendant une dizaine de minutes. Les courgettes doivent rester encre un peu fermes. Saler et poivrer. 4. Débarrasser dans un bol et laisser refroidir. On peut faire cette étape la veille sans problème.
4. Prélever les feuilles de basilic, les laver si nécessaire et les sécher totalement très soigneusement avec du Sopalin.
5. Dans un blender idéalement ou bien avec un mixeur plongeant puissant (ou sinon avec un petit mixeur mais ça sera bien moins onctueux dans ce cas) mixer les courgettes, les pignons, les feuilles de basilic, le chèvre frais et la cuillère d'huile d'olive. Ajouter éventuellement la gousse d'ail coupée en 2 pour une sauce plus relevée. GOÛTER et rectifier l'assaisonnement. Les feuilles de basilic s'oxydent vite et peuvent noircir et devenir amères. Pour éviter ça, dès qu'elles sont prélevées et lavées, les mixer immédiatement avec les autres ingrédients.

TARTINADE AU THON

Tout le monde adore les tartinades! Cette tartinade est une invention! Accompagnée de crudités aussi, Ou juste sur une tartine de pain IG bas ou cétogène!

Et le plus important c'est qu'elle très rapide à faire!

INGRÉDIENTS:

- 10 g d'échalottes
- 4 brins de persil
- 140 g de thon en boite
- 150 g de fromage fouetté nature au sel de Guérande
- 15 g de jus de citron pressé
- Poivre à votre convenance

PRÉPARATIONS:

1. Mettre tous les ingrédients dans le bol du Thermomix
2. Mixer 30 s / vit 5
3. Conserver au frais, elle se conserve quelques jours sans problème!

Bon appétit!

TARTINADE DE FETA AU CITRON

Sûrement vous avez de la fêta dans le frigo, c'est le moment de l'utiliser!

INGRÉDIENTS:

Pour 4 personnes

- . 200 g de fêta
- . 1 citron, bio de preference
- . 1 gousse d'ail
- . 4 cuillères à soupe d'huile d'olive extra-vierge
- . Un filet d'eau
- . Menthe fraîche ciselée (facultatif)

PRÉPARATION:

1. Râper finement le zeste du citron, à la microplane idéalement. En garder un peu pour le dessus. Presser le jus.
2. Dans le bol d'un robot mixeur, mettre la feta, le zeste de citron, la gousse d'ail épluchée, le jus d'un demi citron (pas plus pour le moment) et l'huile d'olive. Ne pas saler!
1. Mixer et racler régulièrement les parois du robot. Ajouter un petit filet d'eau si nécessaire.
2. Goûter et ajouter un peu de jus de citron si la préparation est trop salée. Cela dépendra essentiellement de la qualité de la fêta (entre autres).
3. Conserver au réfrigérateur et sortir quelques minutes avant de déguster. Rajouter un peu d'eau et mélanger vivement si la tartinade épaissit trop au frais.

Note:

Plus vous mixerez, plus la tartinade deviendra onctueuse et lisse.

CRÈME DE CHÈVRE AU MIEL ET AU ROMARIN

On aime tous varier nos apéritifs mais on adore y retrouver sur ma table des tartinades.
En plus si cette tartinade est à base de fromage, que demander de plus!

INGRÉDIENTS (4 à 6 personnes):

- 200 g de fromage de chèvre
- 1 cuillère à soupe de miel liquid
- 1 grosse cuillère à soupe de crème fraiche
- 1 cuillère à soupe de feuilles de romarin frais
- 30 g de noix décortiquées- Sel & poivre

PRÉPARATION:

1. 1 Coupez le fromage de chèvre en petits morceaux dans le bol du mixeur.
2. Versez le miel liquide et la crème fraîche.
3. Mettez au mixeur jusqu'à obtention d'un mélange homogène.
4. Si cela vous paraît trop compact, ajoutez un trait de lait ou de crème liquide.
5. Ajoutez les feuilles de romarin ciselées et les noix.
6. Mixez de nouveau quelques secondes.
7. Les noix doivent être grossièrement hachées.
8. Goûtez et rectifiez l'assaisonnement.
9. Versez la crème dans un bol et servez-la à température ambiance.
10. La crème de chèvre se conserve pendant 5 jours au réfrigérateur dans un récipient hermétique.
11. Sortez-la au moins une heure avant de la servir.

SALADES

TABOULÉ DE CHOU-FLEUR, CHOU KALE ET ORANGE (IG TRÈS BAS)

Cette salade 100 % légumes et fruits est **riche en vitamines, minéraux et composés antioxydants, naturellement sans gluten ni lactose.** L'IG est très bas et l'apport énergétique très raisonnable si vous respectez bien la quantité d'huile ajoutée. Le chou kale est une ancienne variété de chou, riche en vitamine K, C, A, fibres, calcium, potassium…Une vraie mine d'or nutritionnelle. Il possède également des vertus dépuratives marquées, à l'origine de ses vertus « détox ».

INGRÉDIENTS:

- 200 g de fleurettes de chou-fleur frais
- 12 radis roses
- 30 à 40 g de feuilles dénervées de chou Kale
- 1 orange
- 1 petit oignon rouge
- 4 cuil à soupe d'huile d'olive
- 1 cuil à soupe de moutarde
- 1/2 citron
- Sel

PREPARATION:

1. Lavez et placez les feuilles de chou kale au congélateur à l'avance pour les attendrir.
2. Lavez et mixez le chou-fleur jusqu'à l'obtention d'une semoule.
3. Lavez et émincez les radis.
4. Coupez en lamelles les feuilles de chou kale décongelées
5. Épluchez l'orange à vif et détaillez-la en petits morceaux.
6. Épluchez et coupez en rondelles fines l'oignon rouge.
7. Mélangez tous les ingrédients dans un saladier
8. Réalisez une sauce vinaigrette avec la moutarde, le jus de citron et l'huile d'olive. Salez, poivrez.
9. Mélangez avec le taboulé.
10. Entreposez au réfrigérateur pendant 1 heure.

SALADE DE RIZ SAFRANÉ

Un repas complet et sain pour un diner ou un déjeuner d'été !
Avec l'été qui arrive cette salade est idéale et équilibrée.

INGREDIENTS:

- 180 g Riz Basmati complet
- Une dose Safran
- 4 Tomates
- 60 g Mozzarella en billes
- 2 Avocats
- Pesto
- Laitue
- Huile d'olive
- Vinaigre Balsamique

PREPARATION:

1. Cuisez le riz la veille suivant les indications sur l'emballage avec une pincée de sel et la dose de safran – ajoutez et mélangez avec un filet d'huile et laisser refroidir la nuit
2. Couper l'avocat et la tomate en tranches
3. Placer le riz mélangé aux autres ingrédients et placer sur un lit de salade
4. Ajouter quelques touches de presto et assaisonner suivant vos goûts d'huile d'olive et de vinaigre

SALADE PÉRIGOURDINE

Voilà une recette de salade périgourdine ig bas au magret de canard fumé, rapide et facile à préparer pour un repas sain à index glycémique bas.

INGREDIENTS:

- 200 g de laitue
- 50 g de tomates cerises
- 90 g de magret de canard fumé en tranches
- 1/2 c. à c. de moutarde
- 1 c. à s. de vinaigre de cidre
- 2 c. à s. d'huile de noix
- 1 poignée de noix concassées
- Sel, poivre

PRÉPARATION:

1. Dans un bol, mélangez bien la moutarde et le vinaigre avec un fouet. Ajoutez l'huile de noix en continuant de mélanger.
2. Mélangez la salade avec la moitié de cette vinaigrette.
3. Répartissez dans deux assiettes et garnissez du reste des ingrédients.
4. Arrosez du reste de vinaigrette, salez, poivrez, saupoudrez de noix concassées et servez.

SALADE BUTTERNUT ROTIE TOMATES MOAZZRELLA

Une salade de butternut tomates mozzarella idéale en assiette repas!

INGRÉDIENTS:

- 2 tomates
- 1 courge butternut
- 125 g de mozzarella
- 10 g de pignons de pin
- 1 c. à s. de vinaigre de cidre
- 4 c. à s. d'huile d'olive
- 1 c. à c. d'ail en poudre
- 1 c. à s. de cumin en poudre
- 1 c. à s. d'origan
- Quelques feuilles de basilic frais
- Sel et poivre

PRÉPARATION:

1. Préchauffez le four à 180 °C.
2. Lavez, épluchez et coupez la courge en cubes de 1 cm de côté environ.
3. Dans un bol, mélangez 2 c. à s. d'huile d'olive, l'ail en poudre, le cumin et l'origan. Ajoutez les dés de courge et mélangez bien.
4. Versez sur une plaque recouverte de papier sulfurisé, enfournez et faites rôtir 15 à 20 minutes. Remuez/retournez les dés plusieurs fois au cours de la cuisson.
5. Faites revenir les pignons de pin quelques minutes dans une poêle chaude, en remuant régulièrement.
6. Découpez les tomates et la mozzarella en tranches.
7. Assaisonnez avec le vinaigre et le reste d'huile d'olive.
8. Ajoutez les cubes de butternut rôtis, les pignons de pin, le basilic frais. Salez, poivrez et servez.

SALADE COBB IG BAS KETO

Un délicieux digestif faible et Kéto à savourer en apéritif ou comme salade-repas ou panier-repas rapide.

<u>INGRÉDIENTS</u>:

SALADE:

- 200 g de salade
- 150 g de filet de poulet cuit
- 2 petites tomates coupées en dés
- 60 g de fromage bleu
- 2 œufs durs tranchés
- 1 petit avocat tranché
- 2 tranches de bacon grillées

VINAIGRETTE:

- 1 c. à c. de moutarde
- 2 c. à s. de vinaigre de cidre
- 4 c. à s. d'huile d'olive
- Sel, poivre

<u>PRÉPARATION</u>:

1. Préparez la vinaigrette: battez l'ensemble des ingrédients de la vinaigrette dans un bol avec un fouet, ou au shaker. Salez et poivrez.
2. Hachez grossièrement la salade et disposez-la dans les assiettes.
3. Disposez tous les ingrédients, versez la vinaigrette et servez.

SALADE FACON CHEESEBURGER

Une salade repas ig très bas compatible keto et surtout healthy! Que demander de plus pour un repas ig bas rapide plein de saveur?

INGRÉDIENTS:

- 2 steaks hachés de bœuf (5 % de matières grasses)
- 150 g de salade mêlée
- 1 petit oignon rouge émincé
- 1 tomate coupée en rondelles
- 4 tranches de fromage à burger (cheddar ou emmental)
- 1/2 c. à c. de moutarde
- 1 c. à s. de vinaigre de cidre
- 2 c. à s. d'huile d'olive + 1 filet
- Sel, poivre

PRÉPARATION:

1. Préparez la vinaigrette: battez la moutarde, le vinaigre de cidre et 2 c. à s. d'huile d'olive dans un bol avec un fouet, ou au shaker.
2. Faites cuire les steaks dans une poêle antiadhésive pendant 4 minutes. Ajoutez les oignons, retournez les steaks et laissez cuire 5 minutes de plus.
3. Mélangez la salade avec la vinaigrette.
4. Disposez la salade dans deux assiettes, ajoutez une tranche de fromage dans chacune, placez les steaks, recouvrez-les d'une nouvelle tranche de fromage, recouvrez de rondelles de tomate et d'oignons cuits.
5. Salez, poivrez et servez.

SALADE MÉCHOUIA AU THON

Une salade légère et rapide à préparer pour faire voyager vos papilles en un temps record.

INGRÉDIENTS:

- 250 g de thon
- 4 tomates
- 180 g de poivron mariné
- 2 petits piments jalapeños (ou 1 c. à s. de piment rouge en poudre)
- 2 petits oignons émincés
- 2 gousses d'ail émincées
- 1 c. à s. d'huile d'olive
- 2 c. à c. de coriandre moulue
- 1 c. à c. de cumin en poudre
- Une poignée d'olives noires
- Des feuilles de coriandre fraiche ciselées

Préparation:

1. Coupez les poivrons et les tomates pelées en dés, ciselez le piment en fines lamelles et émincez l'oignon et l'ail.
2. Faites revenir l'ail et l'oignon dans l'huile d'olive quelques minutes puis ajoutez les poivrons, la tomate, le piment et les épices. Laissez mijoter à feux moyen jusqu'à évaporation complète du jus, puis réservez au frais.
3. Au moment de servir, versez la méchouïa dans des assiettes et émiettez le thon par-dessus. Décorez avec quelques olives noires et parsemez de quelques feuilles de coriandre ciselée.

LE PAD THAÏ

Une revisite du Pad thaï, version crue, fraîche et toute légère.

INGRÉDIENTS: Pour 2 personnes
- 2 courgettes fermes
- 1 petit poivron rouge
- 2 carottes
- 1 avocat mûr à point
- 2 poignées de coriandre fraîche ou ciboulette ou persil
- Une poignée de cacahuètes non salées et grilles
- Sésame doré

SAUCE:

- 1 grosse cuillère à soupe bombée de purée d'amandes complète ou blanche
- Le jus d'un gros citron vert frais (ou jaune)
- 1 cuillère à café de gingembre frais râpé
- 1 grosse datte type Medjoul (ou 3 petites dattes)
- 2 ou 3 petites gousses d'ail (selon les goûts)
- 1 cuillère à soupe de sauce soja salée
- Un filet d'eau
- 3 mini piments séchées émincés ou piment rouge émincé ou piment en poudre (à adapter selon les gouts!) ou equivalent

PRÉPARATION:

1. Si les dattes sont très sèches, les réhydrater dans de l'eau chaude pendant 10 minutes. Avec des Medjouls, ce n'est normalement pas nécessaire.
2. Faire des spaghettis avec les courgettes et les carottes (j'ai utilisé mon spiralizer mais on peut utiliser une mandoline avec la râpe à julienne ou bien un éplucheur à julienne). Émincer le poivron.
3. Préparer la sauce: Dans un petit blender ou à l'aide d'un mixeur plongeant, mixer la purée d'amandes, les dattes, le jus du citron vert, le gingembre, 2 gousses d'ail émincées, la sauce soja et le piment. Goûter et ajuster l'assaisonnement en ajoutant si besoin du sel, du piment ou de l'ail. Si le mélange est trop épais, ajouter un filet d'eau pour obtenir une consistance épaisse, fluide et onctueuse.
4. Disposer les légumes dans 2 assiettes, ajouter l'avocat en lamelles et une bonne partie de la sauce (quantité à ajuster) puis mélanger délicatement. Les légumes doivent être bien enrobés de sauce. Saupoudrer de sésame, de cacahuètes non salées grillées et de coriandre ciselée.

SALADE D'EDAMAME AUX POIVRONS GRILLÉS ET AUX BOCCONCINIS

INGRÉDIENTS:

- 250 ml de fèves de soya écossées et surgelées
- 250 ml de grains de maïs frais ou surgelés
- 3 poivrons de couleur grillés
- 4 gros bocconcinis, coupés en cubes
- 1 citron, le zeste râpé
- 30 ml (2 c. à soupe) de jus de citron
- 30 ml (2 c. à soupe) d'huile d'olive
- 30 ml de basilic frais en morceaux
- 1 petit oignon rouge, haché
- Sel et poivre

PREPARATION:

1. Dans une petite casserole d'eau bouillante salée, blanchir les edamames et le mais 3 minutes. Égouttez et rincez sous l'eau froide. Déposez dans un grand bol.
2. Ajoutez le reste des ingrédients, salez et poivrez et bien mélanger. La salade se conserve bien jusqu'au lendemain.

SALADE THAÏ AUX CREVETTES

En voilà une toute légère, savoureuse, aux belles saveurs asiatiques, à dévorer sans remords.

INGRÉDIENTS: Pour 4 personnes

- 300 gr de crevettes crues décortiquées
- Le zeste d'un citron vert
- 1 cuil à café d'huile de coco
- 100 gr de laitue
- 1/2 concombre
- 100 gr de carottes
- 1 oignon nouveau
- Cacahuètes
- Coriandre fraîche
- Menthe
- Sel

Pour la sauce

- 1 jus de citron vert
- 1 cuil à soupe de sauce poisson (fish sauce)
- 1 cuil à soupe de vinaigre de riz
- 1/2 cuil à café de miel
- Poivre

PRÉPARATION:

1. Déposer les crevettes dans un plat avec un peu de sel et le zeste de citron vert. Mélanger.
2. Faire chauffer l'huile de coco dans une poêle, ajouter les crevettes et les faire cuire quelques minutes en les retournant. Réserver et laisser refroidir.
3. Ciseler la salade en lanières, râper le concombre et les carottes (râpe à gros trous). Émincer l'oignon.
4. Déposer la salade dans un plat, rajouter le concombre, les carottes et l'oignon.
5. Concasser grossièrement les cacahuètes (les faire revenir à sec dans une poêle auparavant si l'on veut). Ciseler la coriandre et la menthe.
6. Rajouter les crevettes, les cacahuètes et les herbes sur les légumes.
7. Préparer la sauce en émulsionnant tous les ingrédients. Verser sur la salade. Poivrer.
8. Il ne reste plus qu'à se régaler

SALADE DE CRUDITÉ AU PISTOU

Les asperges arrivent, les tomates aussi ! On se prépare pour des salades gourmandes.

INGREDIENTS:

- 4 Tomates
- 12 Asperges
- 2 Avocats
- 1 gros poivron rouge mariné
- Salade romaine

PRÉPARATION du Pistou (ou pesto si pignons de pin)

- 1 grosse poignée de feuilles Basilic ou un bouquet
- 3 gousses Ail essayer de l'ail frais
- 8 cl Huile d'olive

PREPARATION:

1. Cuire vos asperges à la vapeur 15 minutes - réserver au frais
2. Préparer le Pistou au mortier: éplucher, dégermer et écraser l'ail au mortier - ajouter petit à petit les feuilles tout en écrasant puis l'huile d'olive. Suivant vos goûts ajouter un peu de parmesan - saler-poivrer et conserver au frais Astuce: j'ajoute un peu de chair de tomate
3. Couper vos tomates et avocats, poser sur un lit de salade avec les asperges. Mélanger les poivrons marinés avec 1 CAS de pistou et placer une noix de pistou sur les tomates
4. Vous pouvez servir avec une vinaigrette (vinaigre balsamique avec un peu d'huile d'olive et du pistou)

SOUPES

SOUPE DE COURGETTES COCO CURRY

Découvrez cette soupe de courgettes ig bas onctueuse, dont les ingrédients raviront vos papilles: courgettes rôties, lait de coco et curry en poudre.

INGRÉDIENTS:

- 1 belle courgette
- 2 c. à c. d'huile d'olive
- 120 ml de lait de coco
- 1 c. à c. d'ail en poudre
- 2 c. à s. de curry en poudre
- Sel, poivre

PRÉPARATION:

1. Mettez votre four à chauffer en position gril.
2. Lavez et coupez la courgette en deux dans le sens de la longueur. 3. Disposez-la sur une plaque ou grille de four recouverte de papier sulfurisé.
3. Dans un bol, mélangez l'huile d'olive, l'ail en poudre et le curry. Avec un pinceau, badigeonnez la surface des 2 demi-courgettes de cette sauce. Faites cuire au gril pendant 15 minutes environ.
4. Sortez du four quand les demi-courgettes sont bien rôties, découpez-les en cubes, versez dans un blender ou un mixeur avec le lait de coco, et mixez jusqu'à obtenir une texture lisse.
5. Assaisonnez et servez aussitôt.

SOUPE POIREAU COCO ET CHIPS DE JAMBON

Voilà une soupe aux poireaux ig bas qui vous surprendra avec sa note de coco et ses chips de jambon croustillantes! Des verrines à faible ig parfaites pour une entrée ou un apéritif léger pour votre glycémie.

INGRÉDIENTS:

- 2 blancs de poireaux (200 g)
- 1/2 oignon jaune
- 150 ml de lait de coco
- 50 g de crème de coco ou de crème fraiche
- 3 tranches de jambon cru coupées en deux
- 2 c. à s. d'huile d'olive
- 2 c. à c. de curry en poudre
- Quelques brins de coriandre fraiche ou de persil
- Sel, poivre

PRÉPARATION:

1. Émincez l'oignon et hachez les blancs de poireaux en lanières de 3 mm d'épaisseur. Faites chauffer l'huile d'olive dans une poêle antiadhésive et revenir 8 à 10 minutes le mélange poireau/oignon.
2. Ajoutez le lait de coco, la crème de coco, le curry en poudre, salez, poivrez et laissez mijoter à feu doux pendant 5 à 10 minutes.
3. Pendant ce temps, déposez des demi-tranches de jambon cru sur la plaque de votre four recouverte de papier cuisson. Faites cuire en position gril 10 minutes environ, le temps que les chips de jambon deviennent bien croustillantes.
4. Retirez la poêle du feu et moulinez ou mixez la préparation. Versez dans des verrines, ajoutez une feuille de coriandre et servez les verrines surmontées d'une chips de jambon.

VELOUTÉ DE CHOU FLEUR AU CURRY ET AU FROMAGE DE CHÈVRE

Une soupe de saison (hiver) rassasiante et épicée et bien entendu IG Bas J'aime bien la cuisine indienne alors ce velouté est forcément à mon goût avec une pointe de curry et de la coriandre. La touche de fromage de chèvre est facultative mais va donner un peu plus de pep!
Le lait en poudre apportera plus de douceur et de consistance.
Cette recette se préparera plus facilement avec un robot cuiseur en position velouté.

Ingrédients:

- 400 g Chou-fleur 2 g de glucides simples pour 100g
- 150 g Patate douce 18 g de glucides complexes pour 100g
- 100 g Navet long - 4,7g de glucides simples pour 100g
- 1 cuillère à soupe Curry en pâte
- 70 cl Bouillon de volaille
- 150 g Petits pois frais ou surgelés - 10g de glucides pour 100g
- 4 cuillères à soupe Lait en poudre sans sucre
- 60 g fromage de chèvre
- Coriandre fraiche
- paprika

Préparation:

1. Retirer les bouquets de chou-fleur et les rincer.
2. Éplucher le radis et la patate douce et les découper en dés.
3. Mettre tous les ingrédients dans une cocotte, couvrir avec le bouillon et ajouter la poudre de curry et faire cuire pendant 30 minutes à faible ébullition.
4. Ajouter le fromage de chèvre, le lait en poudre et quelques feuilles de coriandre 5 minutes avant la fin de la cuisson - mixer très finement (à l'aide d'un robot)
5. Vous pouvez réaliser cette étape dans un robot megamix ou Thermomix en position velouté.
6. Faire cuire les petits pois dans de l'eau bouillante 8 minutes et les ajouter à la soupe.
7. Décorer avec des feuilles de coriandre et une touche de paprika.

BORTSCH UKRAINIEN

Découvrez cette soupe traditionnelle d'Ukraine au boeuf et à la betterave en version IG bas.

INGRÉDIENTS:

- 400 g de jarret de Bœuf
- 2 litres d' eau
- 1/2 oignon
- 1 Bouquet garni
- sel
- 1/2 Betterave rouge crue - 9g de glucides simples pour 100g
- 1 grosse Carotte 6,5g de glucides simples pour 100g
- 1/4 Chou Blanc 4g de glucides simples pour 100g
- 3 Oignons frais
- 60 g Haricot rouge secs - 46g de glucides complexes pour 100g
- 2 gousses d' Ail
- 3 cuillères à soupe Concentré de tomate
- 2 cuillères à soupe d'extrait de Vinaigre de Cidre
- 6 branches d' aneth
- 6 branches de Persil
- Crème fraîche épaisse
- 2 cuillère à café sel de Guérande
- 1 cuillère à soupe Erythritol

PRÉPARATION:

1. Faire tremper les haricots rouges pendant 24 H
2. Découper le bœuf en gros cubes et placer dans une marmite avec l'eau, le bouquet garni et l'oignon - porter à ébullition puis recuire le feu - écumer et laisser mijoter à couvert pendant une 1H45 (la viande doit être tendre)
3. Râper la carotte et la betterave - émincer finement le chou - Ciseler les oignons frais avec une partie de leur tige - réserver les ingrédients séparés
4. Rincer le chou blanc puis mélanger avec le sel et l'Erythritol - bien mélanger.
5. À la fin de sa cuisson retirer la viande, l'oignon et le bouquet garni - placer dans un égouttoir et rincer à l'eau froide puis découper la viande en plus petits morceaux et la remettre dans l'eau de la marmite
6. Ajouter le blanc des oignons frais avec le chou , l'ail ciselé et la carotte râpée - placer le cube de bouillon, le concentré de tomate - Poivrer au moulin et laisser mijoter environ 35 minutes
7. Ajouter enfin les haricots, la betterave râpée, les tiges d'oignon ciselées, le vinaigre, le tiers des herbes finement ciselées et continuer la cuisson environ 10/15 minutes
8. Servir dans des bols avec 1 cuillère à soupe de crème fraîche et le reste des herbes ciselées

VELOUTÉ AUX POIVRONS ET COURGETTES

Une recette de soupe au robot cuiseur, simple et rapide à préparer aux saveurs provençales.

INGRÉDIENTS:

- 3 poivrons rouge+vert+jaune - autour de 5 g de glucides simples pour 100g
- 2 (moyennes) Courgettes 1,8 g de glucides simples pour 100 g
- 1 poignée Basilic frais
- 1 oignon blanc (doux)
- 1 cube Bouillon de légumes
- Parmesan
- 60 cl eau
- Huile d'olive
- 1 gousse Ail

PRÉPARATION:

1. Nettoyer les légumes
2. Couper les poivrons en 2 et enlever les parties blanches et les pépins puis couper en lanières
3. Couper la courgette en grosses rondelles et enlever les bouts
4. Éplucher puis émincer l'oignon
5. Commencer la cuisson des poivrons, de l'ail et de l'oignon avec un filet d'huile d'olive: vitesse minimum du robot cuiseur et température autour de 120° - cuire 6 minutes
6. Ajouter les courgettes, l'eau, le cube de bouillon (don inutile de saler) et mettre la fonction Velouté/soupe. À 3 minutes de la fin (soit au bout de 27 minutes) ajouter le basilic ciselé.
7. Servir avec des copeaux de Parmesan.
8. Pour une cuisson classique, faire revenir les poivrons, l'ail et l'oignon dans un fait tout puis ajouter l'eau, les courgettes et le cubes de bouillon et cuire 30 minutes à petite ébullition - ajouter le basilic à la fin et passer au blender ou au mixeur plongeant.

VELOUTÉ CHAMPIGNONS MARRONS

C'est simple, c'est bon et ça réchauffe: Un velouté pour les fêtes!

INGRÉDIENTS:

- 300 g Champignons de Paris
- 80 g Marrons environ 28 g de glucides complexes pour 100 g
- 50 cl eau
- 5 cuillères à soupe Lait en poudre 40 g de glucides simples pour 100g
- 1 cube Bouillon de volaille
- 1 oignon
- Noisettes

PRÉPARATION:

1. Couper les champignons et l'oignon en tranches - garder 2/3 champignons pour la déco
2. Faire légèrement revenir avec un filet d'huile puis ajouter l'eau, le bouillon et les marrons - cuire 30 minutes
3. Ajouter le lait concentré et mixer finement (l'idéal est d'utiliser un robot cuiseur en position velouté)
4. Couper les champignons restants en fine tranches et faire dorer à la poêle avec les noisettes concassées puis les disposer sur le velouté.

SOUPE AU CHOU AUX ÉPICES

Encore une soupe détox pour bien garder la ligne et la forme mais avec quelques épices pour en relever le goût!

INGRÉDIENTS:

- 1 Chou Blanc
- 1 oignon blanc
- 1 gousse Ail
- 1 Cube Bouillon de légumes
- 1 branche de Céleri
- Coriandre fraiche
- 1 cuillère à café de paprika
- 10 g Gingembre
- 1/2 cuillère à café Curcuma

Préparation:

1. Retirer les premières feuilles du chou, émincer grossièrement et bien rincer à l'eau froide.
2. Éplucher puis couper l'oignon et l'ail. Couper le blanc du céleri en petits tronçons.
3. Mettre le tout dans un fait tout avec le cube de bouillon de légume, le gingembre râpé, un peu de coriandre et recouvrir d'eau et cuire 35 minutes. En fin de cuisson, donner quelques coups de robot plongeant (ou au blender) - ne pas mixer fin, il doit rester des morceaux
4. C'est encore plus facile avec un robot cuiseur.

SOUPE À L'ORGE PERLÉ

INGRÉDIENTS:

- 1 échalote
- 4 carottes
- 1 patate douce
- 1 tasse d'orge perlé
- 2 petits poireaux
- 1cc de mélange d'épices
- 1CS de concentré de tomate
- 1CS de bouillon de légumes en poudre
- 1cc de sel
- 2 gousses d'ail
- un morceau de curcuma frais

Préparation:

1. Faire tremper l'orge perlé pendant 1 bonne heure (ce qui réduira le temps de cuisson).
2. Éplucher et laver les légumes.
3. Les émincer.
4. Déposer les légumes émincés dans une grande casserole chaude avec un filet d'huile d'olive.
5. Les faire rissoler.
6. Ajouter les épices et le bouillon de légumes en poudre.
7. Ajouter l'orge perlé préalablement égoutté.
8. Recouvrir d'eau et laisser mijoter à feu doux pendant 45 minutes.
9. Vérifier s'il reste assez d'eau, si besoin en rajouter.
1. En fin de cuisson, ajouter le concentré de tomate, le sel et le curcuma râpé.
10. Mélanger et servir bien chaud.

SOUPE D'HARICOTS VERTS

Cette recette est composée uniquement avec des haricots verts, des condiments, un peu de crème et de fromage râpé.

INGRÉDIENTS:

- 800 g de haricots verts
- 1 à 2 gousses d'ail
- 1 cuillère à soupe de crème fraîche épaisse.
- 2 cuillères à soupe d'huile d'olive
- 1 pincée de sel, du poivre
- 1 bouillon de volaille bio
- 2 cuillères à soupe de fromage râpé
- 1 litre et demi d'eau

PRÉPARATION:

1. Faire chauffer l'huile
2. Ajouter l'ail
3. Verser les haricots verts et faire cuire 5 minutes en remuant
4. Ajouter l'eau
5. Faire cuire 30 minutes
6. Retirer l'équivalent d'un bol de bouillon
7. Mixer ou passer au blender votre soupe
8. En fonction de l'épaisseur ajouter ou non un peu de bouillon
9. Ajouter 1 cuillère de crème et le fromage et faire cuire 5 minutes
10. Pour la déco un peu de persil, de coriandre…

Voilà, encore, une petite recette originale rapide avec un légume IG Bas.

LA SOUPE RAMEN REVISITÉE

INGRÉDIENTS:

- 150 à 200 g de vermicelles de haricots mungo
- 150 g de pois chiches en bocal
- 4 œufs
- 10 champignons de Paris
- 2 poignées de pousses d'épinards
- 1 c. à soupe d'huile d'olive
- 1 l d'eau
- 3 c. à soupe de sauce soja
- 2 c. à soupe d'huile de sésame
- 2 oignons
- 2 c. à soupe de pâte miso
- 4 c. à soupe de cacahuètes
- Coriandre ou menthe (facultatif)

PRÉPARATION:

1. Faites durcir les œufs 10 min dans de l'eau bouillante. Émincez les champignons et faites-les cuire rapidement dans une poêle avec l'huile d'olive.
2. Dans une casserole, faites chauffer l'eau, puis ajoutez la sauce soja, l'huile de sésame, les épinards et les pois chiches rincés. Laissez mijoter 2 min.
3. Ajoutez les vermicelles et poursuivez la cuisson 2 min à couvert. Hors du feu, ajoutez les champignons, les oignons émincés et la pâte miso. Mélangez bien.
4. Servez dans des bols avec les cacahuètes concassées, de la coriandre ciselée et 1 œuf par personne.
5.

BOWLS

VERRINES DE RICOTTA AUX FRUITS ROUGES ET GRANOLA

L'originalité de ce dessert, c'est le mélange de couleurs et de textures: du craquant, du sucré, du fondant…Un vrai délice!

INGRÉDIENTS:

- 200 g de ricotta
- 2 yaourts nature (plutôt de chèvre, de brebis ou au soja)
- 40 g de miel d'acacia
- 400 g de fruits rouges (framboises et myrtilles par exemple)
- Environ 12 c. à soupe de granola IG bas

PRÉPARATION:

1. Mélangez la ricotta, le miel et les yaourts.
2. Mixez la moitié de cette préparation avec 200 g de fruits rouges puis versez dans 4 verrines. Ajoutez 2 à 3 cuillerées à soupe de granola dans chaque verrine puis recouvrez avec le mélange de ricotta et de yaourt nature.
3. Ajoutez le reste des fruits rouges et saupoudrez de granola.
4. Prévoyez 30 minutes de laisser le granola refroidir.

BUDDHA BOWL IG BAS

L'IG de ce plat est < 35 et il est sans lactose et sans gluten. Vous pouvez bien sûr l'adapter en remplaçant le quinoa par du riz complet (IG < 50), en ajoutant du tofu aux herbes, des crevettes (en mode non veggie), du chou rouge râpé, des morceaux de fromage…

INGRÉDIENTS:

- Pour les pois chiches rôtis aux épices:
- 265 g de pois chiches en boîte égouttés (1 boîte)
- 1/2 c. à café de paprika
- 1/2 c. à café de cumin
- 2 pincées de piment de Cayenne
- 1 c. à soupe d'huile d'olive
- Sel
- Pour le quinoa:
- 1/2 oignon rouge
- 250 g de quinoa cuit (ou 100 g cru, à cuire à l'eau bouillante salée pendant 12 minutes)
- 4 abricots secs
- 1 c. à soupe de graines de sésame (noires ou blanches)
- 2 c. à soupe d'amandes effilées (ou d'amandes concassées)
- 1/2 c. à café de 4 épices en poudre
- Piment de Cayenne en poudre (facultatif)
- 1 c. à soupe d'huile d'olive
- Sel et poivre du moulin
- 1 avocat
- 16 tomates cerises ou cocktail
- 1/3 à 1/2 concombre
- Salade verte
- Une vingtaine de noix de cajou + graines de sésame
- 4 c. à café de purée d'amandes ou de cacahouètes pour la déco
- 4 c. à soupe de vinaigrette à l'huile d'olive

PRÉPARATION:

1. Faites griller les pois chiches:
2. Égouttez et rincez les pois chiches.
3. Mélangez-les dans un bol avec les épices et l'huile d'olive. Salez et mélangez bien.
4. Versez sur une plaque recouverte de papier cuisson en une seule couche.

5. Placez-les sous le gril du four pendant 10 minutes environ en surveillant bien et en mélangeant au bout de 5 minutes (retirez-les s'ils commencent à noircir).
6. Préparez le quinoa:
7. Épluchez et hachez l'oignon.
8. Coupez les abricots secs en petits morceaux.
9. Faites revenir l'oignon avec l'huile d'olive et ajoutez les abricots secs.
10. Laissez cuire pendant 3 à 4 minutes à feu doux.
11. Ajoutez le quinoa cuit, les épices (+ le piment de Cayenne si vous voulez). Salez et poivrez.
12. Laissez chauffer à feu doux pendant 2 à 3 minutes puis ajoutez les graines de sésame et les amandes effilées (grillées à sec) ou les amandes concassées.
13. Lavez la salade, coupez-la et mettez-la dans le fond des bols.
14. Assaisonnez avec la vinaigrette et mélangez.
15. Disposez les pois chiches rôtis et le quinoa par-dessus la salade sans mélanger.
16. Ajoutez l'avocat coupé en lamelles, les tomates cerises coupées en 2 et le concombre lavé et tranché finement.
17. Décorez avec les noix de cajou, les graines de sésame et la purée d'amandes.

BOWL-CAKE SALÉ CHÈVRE-ÉPINARDS

Le bowl-cake ne contient généralement pas de matière grasse d'ajout (beurre, huile, crème…) donc c'est un « gâteau » très léger!

INGRÉDIENTS:

- 1 œuf
- 40 g de mélange de flocons IG bas (sarrasin, orge, épeautre...) ou de flocons de pois chiches pour une version sans gluten
- 100 g de faisselle de chèvre ou fromage blanc de brebis
- Environ 100 g d'épinards en branches surgelés
- 30 g de bûche de chèvre
- Sel et poivre

PRÉPARATION:

1. Faites cuire les épinards au four à micro-ondes (5 à 7 minutes environ). Enlevez si besoin l'eau en pressant.
2. Mettez les flocons de céréales dans un bol.
3. Ajoutez la faisselle et l'œuf. Salez et mélangez.
4. Ajoutez les épinards (il doit vous rester 60 à 70 g d'épinards cuits) et le chèvre coupé en morceaux.
5. Mélangez et faites cuire au micro-ondes pendant 3 à 4 minutes.

MUG-CAKE IG CHOCO-NUTS

Pas de beurre ni d'huile qui vient souvent alourdir la note énergétique des gâteaux!

INGRÉDIENTS:

- 1 œuf
- 20 g de chocolat noir pâtissier à 65 % de cacao
- 20 g de purée de noisettes ou d'amandes
- 25 g de farine intégrale de blé ou d'épeautre (ou autre farine IG bas)
- 15 g de sucre de coco ou autre sucre IG bas
- 2 c. à soupe de café noir ou de lait (de vache ou végétal)
- 1/4 de c. à café de levure chimique (pas utile si vous voulez réaliser un fondant)
- 1 petite pincée de sel

PRÉPARATION:

1. Faites fondre le chocolat noir avec la purée de noisettes au micro-ondes.
2. Mélangez bien puis ajoutez le sucre et l'œuf.
3. Intégrez la farine, la levure et le sel. Mélangez bien.
4. Ajoutez le café ou le lait.
5. Faites cuire dans un petit mug pendant 1 minute environ.

POKE BOWL SAUMON QUINOA MANGUE

Une recette de Poke Bowl ig bas simple et savoureuse. L'idéal pour se faire plaisir sans culpabilité.

INGRÉDIENTS:

- 150 g de saumon cru
- 80 g de petits pois cuits dans l'eau (ou en conserve)
- 80 g de mangue
- 1/2 courgette crue en lamelles
- 150 g de quinoa complet refroidi
- 4 à 6 c. à s. de sauce soja non sucrée
- Quelques pousses de haricot mungo germé
- Une pincée de graine de sésame
- Poivre

PRÉPARATION:

1. Découpez le saumon et la mangue en cubes, coupez la demi-courgette en fines lamelles à l'aide d'un économe et roulez ces lamelles.
2. Placez le quinoa cuit et refroidi au fond de deux bols. Par-dessus, disposez le saumon, la mangue, les rouleaux de courgette, les petits pois, et les pousses de haricot mungo.
3. Poivrez, parsemez de graines de sésame, arrosez de sauce soja et dégustez.

BOWL AU POULET ET ÉPEAUTRE

Une salade croquante avec des crudités de saison, du poulet et des graines d'épeautre
Les plus gourmands pourront ajouter de l'avocat et des tomates cerises!
Un plat idéal à amener au bureau ou à préparer en batch cooking …

INGRÉDIENTS:

- 350 g de filet de Poulet
- 200 g de graines de Petit épeautre
- 1 grosse Échalotte
- sel de Guérande
- Huile d'olive
- Vinaigre Balsamique
- graines de sésame
- Ciboulette

PRÉPARATION:

1. La veille, faire tremper le petit épeautre dans de l'eau (environ 12H) - puis égoutter et rincer. Mettre dans une casserole avec 2 fois son volume d'eau salée - cuire 45 minutes puis laisser reposer et gonfler. Refroidir avec un filet d'huile d'olive
2. Saler poivrer le poulet - puis placer au centre d'un film alimentaire - bien envelopper en serrant - mettre un 2ème film pour que l'ensemble soit hermétique. Cuire à la vapeur dans le panier haut pendant 15 minutes (plus longtemps s'ils sont épais) - laisser refroidir (préparation possible la veille)
3. Ciseler l'échalote et mélanger à l'épeautre
4. Laver et couper le concombre en rondelles et faites-le dégorger dans une passoire en parsemant du sel dessus - laisser 20 minutes et bien essuyer
5. Servir avec les radis tranchés, l'épeautre, le poulet en tranches, arroser d'huile d'olive et de vinaigre balsamique - parsemer de graines de sésame et de ciboulette ciselée

BOWL QUINOA, IG BAS

Une salade complète en plat principal! Ce bowl convient à tous.
Et si vous êtes viandard c'est un accompagnement idéal à une grillade!

INGRÉDIENTS:

- 140 g Quinoa *Rouge*
- 90 g Pois chiches *secs*
- 40 g Sarrasin *germé*
- 2 Avocats
- 2 gros poivrons rouges
- 8 petites Tomates
- 16 Radis *ronds*
- 4 cuillères à soupe Ciboulette *ciselée*
- 10 cuillères à soupe Huile d'olive
- 1 cuillère à soupe Moutarde à l'ancienne
- 5 cuillères à soupe Vinaigre de Cidre

PRÉPARATION:

1. La veille, griller les poivrons et enlever leur peau (ou éplucher avec un économe adapté) - découper en lamelles et enlever les pépins puis laisser mariner une nuit en couvrant d'huile d'olive, sel, poivre. Mettre à tremper les pois chiches dans un saladier rempli d'eau (2 fois le volume) pendant au moins 12h
2. Le lendemain, égoutter puis cuire les pois chiches dans 3 fois leur volume d'eau à petit frémissement pendant 1H15 à 1H30 puis laisser refroidir
3. Laver puis cuire le Quinoa rouge dans 3 fois son volume d'eau salée pendant 15 minutes - égoutter et laisser refroidir
4. Préparez votre vinaigrette en fouettant la moutarde avec l'huile d'olive puis ajouter le vinaigre - saler-poivrer
5. Griller rapidement à sec le sarrasin dans une poêle. Couper les tomates, radis et l'avocat en petites tranches
6. Mélanger le quinoa et les radis avec les pois chiches et un filet d'huile d'olive puis répartir le reste des ingrédients en finissant par parsemer la ciboulette et le sarrasin. Chacun se sert après avec la vinaigrette
7.

BOWL À LA CERVELLE D'AGNEAU

Le fondant de la cervelle avec le croquant du sarrasin, le piquant des piments
… Encore faut-il aimer la cervelle ou oser la manger!

INGRÉDIENTS:

- 4 cervelles d' Agneau
- 150 g de graines de Sarrasin
- 200 g de fèves Edamame
- 2 Tomates
- 1 Piment doux
- 1 Oignon frais
- Vinaigre de Cidre
- Huile d'olive
- 40 g Câpres
- Basilic
- Ciboulette

PRÉPARATION:

1. Passer les cervelles sous l'eau froide (enlever les impuretés...) et les Faire tremper dans de l'eau glacée avec un peu de vinaigre pendant 1/2 H. Les cuire 10 mn au court bouillon et réserver.
2. Rincer le sarrasin - porter à ébullition 2 fois leur volume en eau puis verser le sarrasin - cuire pendant 6 minutes à feu moyen - puis laisser reposer feu éteint pendant 20 minutes - égoutter et laisser refroidir
3. Ciseler l'oignon, couper le piment en lamelles et les tomates en tranches
4. Mélanger le sarrasin avec l'edamame, les câpres, les oignons et le piment
5. Cuire les cervelles quelques minutes à la poêle pour les dorer et servir sur la salade
6. Mélanger 6 cuillères à soupe de vinaigre avec 12 cuillères d'huile - servir avec le bowl et décorer de ciboulette ciselée et de basilic

ACAÏ BOWL À IG BAS

L'açaï est une baie issue d'un palmier du même nom, qui pousse exclusivement en Amérique du Sud. Il s'agit du même arbre que l'on coupe pour extraire les cœurs de palmier. La baie d'açaï est un petit fruit violet qui ressemble à la myrtille.

Il est riche en oméga 6 et 9, qui aident à réguler le taux de cholestérol mais aussi de la vitamine E, B1 et fer. L'açaï est également une source intéressante de fibres alimentaires, qui facilite le transit intestinal.

INGRÉDIENTS:

Pour la base de votre bol

- 2 cuillères à soupe d'acai 20 cl de lait de coco, d'amande ou soja
- 1 banane verte (la moins mûre possible)
- 1 cuillère à soupe de miel d'acacia

Pour le topping

- Fruits rouges (fraises, myrtilles, framboises): 1 poignée
- Quelques amandes grillées entières
- 1 cuillère à soupe de flocons d'avoine
- Quelques graines de chia (max une cuillère à soupe)
- Pollen de fleurs Quelques pistaches concassées

PRÉPARATION:

1. À l'aide d'un robot, mixer tous les ingrédients de base (banane, acai, lait et miel d'acacia). Pour un smoothie pas trop liquide ne mixez pas trop longtemps, surtout si vous souhaitez réaliser un topping. Cela évitera que tout tombe au fond.
2. Versez dans un bol et réalisez votre topping. Laissez parler votre créativité!

BOWL DE SALADE DE RIZ

Un plat complet pour votre repas du soir ou un déjeuner d'été
Avec l'été qui arrive ce Bowl salade est idéal et équilibré.
Le riz refroidi a un index glycémique réduit, c'est donc un bowl IG Bas!

INGRÉDIENTS:

- 180 g Riz Basmati *complet*
- 1 dose Safran
- 4 Tomates
- 160 g Mozzarella *en billes*
- 2 Avocats
- Pesto
- Laitue
- Huile d'olive
- Vinaigre Balsamique

PRÉPARATION:

1. Vous pouvez cuire le riz la veille suivant les indications sur l'emballage avec un peu de sel et la dose de safran - mélanger avec un filet d'huile et laisser refroidir la nuit
2. Couper l'avocat et la tomate en tranches
3. Placer le riz mélangé aux autres ingrédients et placer sur un lit de salade
4. Ajouter quelques touches de presto et assaisonner suivant vos goûts d'huile d'olive et de vinaigre

FAQ SUR LES INDEX GLYCÉMIQUES BAS

L'INDEX GLYCÉMIQUE, C'EST QUOI?

⇒ L'index (ou indice) glycémique (IG) est une valeur allant de 0 à 100, donnée à un aliment, qui détermine sa capacité à élever la glycémie, indépendamment de sa teneur en glucides et/ou en sucres. Plus l'IG est élevé, plus l'aliment en question élève la glycémie et fait sécréter de l'insuline, l'hormone qui permet de faire rentrer le glucose dans les cellules de l'organisme et de ramener la glycémie à la normale (aux environs de 1 g/litre). Pour en savoir plus sur l'IG et ses bienfaits.

À partir de quelle valeur un aliment est considéré comme IG bas?

⇒ Un aliment est IG bas quand son IG est inférieur à 50. En dessous de 35, son IG est considéré comme très bas.

Quels aliments sont concernés par la notion d'IG?

⇒ L'IG s'applique uniquement aux aliments qui contiennent des glucides (sucres, féculents, céréales, fruits…). Les aliments qui ne contiennent pas de glucides (fromage, viande, charcuterie, huiles…) n'ont pas d'IG. On dit que leur IG est nul.

Quels aliments sont concernés par la notion d'IG?

⇒ L'IG s'applique uniquement aux aliments qui contiennent des glucides (sucres, féculents, céréales, fruits…). Les aliments qui ne contiennent pas de glucides (fromage, viande, charcuterie, huiles…) n'ont pas d'IG. On dit que leur IG est nul.

Comment savoir un un produit du commerce est IG bas?

⇒ Lisez attentivement la liste des ingrédients des produits du commerce: si tous les ingrédients sont IG bas (ou plus de 95 %!), le produit en question est certainement IG bas. Attention: les teneurs en «glucides» ou en «sucres» indiquées dans le tableau nutritionnel ne renseignent pas sur l'IG.

Quel pain IG bas consommer?

⇒ Préférez un pain à la farine intégrale (T150) de blé, d'épeautre, de kamut… et au levain: le levain permet d'abaisser l'IG du pain grâce à son acidité naturelle.

Attention: certains pains complets ne contiennent qu'un faible pourcentage de farine complète, lisez bien la liste des ingrédients.

Quel chocolat choisir pour une alimentation à index glycémique bas?

⇒ Préférez le chocolat noir riche en cacao (> 70 %) et simple (sans coulis de caramel, coulis de framboises…). Il n'est pas nécessaire de choisir un chocolat noir «sans sucre» (ces chocolats contiennent des édulcorants qui ne sont pas toujours «bons pour la santé»).

Quels féculents ont un IG très bas (< 35)?

⇒ Toutes les légumineuses ont un IG très bas (pois chiches, lentilles, haricots rouges, pois cassés…) et qui peuvent être consommés entiers, ou sous forme de flocons, de farine…, ainsi que le quinoa, les vermicelles de blé et de soja, et l'orge. Le son de blé et d'avoine ont aussi un IG très bas.

Quels féculents ont un IG élevé?

⇒ Certaines céréales ont un IG élevé: le riz blanc (sauf le basmati), les pâtes bien cuites (sauf spaghettis, vermicelles et pâtes complètes), le millet, le maïs, le manioc, la farine de blé blanche et tout ce qui en contient (pain, biscottes, céréales du petit déjeuner…). Les pommes de terre ont également un IG élevé, tout comme la fécule de pomme de terre, l'arrow-root, la farine de maïs…

Pourquoi faut-il limiter les produits laitiers de vache?

⇒ Le lait et les produits laitiers de vache ont un faible IG mais ils contiennent des facteurs de croissance qui stimulent la production d'insuline (ce qu'on cherche à limiter en mangeant IG bas). Les produits laitiers de chèvre et de brebis contiennent moins de facteurs de croissance.

Quels sont les fruits qui ont un IG élevé?

⇒ Certains fruits ont un IG élevé: la banane bien mûre (peau avec de nombreuses tâches noires), le melon, la pastèque, la papaye…Consommez ces fruits en fin de repas de préférence (les sucres à IG élevé qu'ils contiennent auront moins d'impact sur la glycémie que lorsqu'ils sont consommés en collation) et de façon occasionnelle.

Comment faire baisser l'IG d'un repas?

⇒ Consommez au même repas du jus de citron (arrosé sur des crudités en entrée par exemple, ou ajoutez un filet de citron dans votre verre d'eau). Le vinaigre permet également de réduire l'impact d'un repas sur la glycémie (crudités + vinaigrette en début de repas).

L'AVIS DU COMITÉ D'EXPERTS

Sabrina Philippe, psychologue

"C'est un régime équilibré mais il nécessite une bonne compréhension afin de bien intégrer son fonctionnement".

Aurélie Guerri, diététicienne nutritionniste

"C'est un régime sain, équilibré et facile à adopter sur le long terme. Tous les glucides ne sont pas égaux, et au lieu de les supprimer comme cela se fait dans de nombreux régimes, il faut ici les choisir selon 2 critères: leur IG (on privilégie les aliments à IG bas ou modéré) et leur CG (charge glycémique). En tenant compte de la qualité (majorité d'aliments à IG <55) et de la quantité des glucides (CG<20 / jour), on permet d'éviter des pics d'insuline (le taux de glucose dans le sang étant peu élevé grâce à cette méthode), ce qui permet d'arriver à une perte de masse grasse, une amélioration de la santé en général, sans faim et sans frustration".

Pr Antoine Avignon, diabétologue nutritionniste

"Globalement les régimes à faible index calorique bénéficient de beaucoup d'études et l'on peut au moins être certain de l'absence d'effet délétère! De nombreuses études, mais pas toutes, montrent même des effets bénéfiques sur le contrôle des facteurs de risque cardiovasculaire et du diabète. Suivre ce régime revient à avoir une alimentation équilibrée".

CONCLUSION

Les aliments à IG élevé sont généralement des aliments transformés, des aliments blancs riches en glucides comme le pain blanc, les pâtes, les céréales et les gâteaux. Lorsque ces glucides sont décomposés, ils libèrent du glucose dans le sang, entraînant une augmentation spectaculaire de la glycémie.

Le corps réagit à cela en produisant une poussée d'insuline pour ramener le sucre dans le sang. En conséquence, votre corps pense que sa teneur en sucre est faible et vous commencez à avoir très faim très rapidement. C'est pourquoi, après avoir fait des folies sur votre sandwich ou plat de pâtes préféré, il est assez courant de se sentir léthargique et affamé après, ainsi que d'avoir envie de quelque chose de sucré. Pas idéal lorsque vous essayez de perdre du poids.

La consommation d'aliments à IG bas, tels que les céréales complètes, les haricots, les noix et les légumes, libère de l'énergie lentement, ce qui aide à prévenir les hauts niveaux de sucre et à ralentir les creux de l'après-midi. Choisir des aliments à faible IG encourage le corps à digérer les aliments beaucoup plus lentement, afin que votre corps puisse brûler plus de graisse, que vous vous sentiez rassasié plus longtemps et que vous ayez plus d'énergie pendant la journée.

Si vous êtes un gourmand en glucides, ce régime est fait pour vous! Si vous êtes débutant dans le monde de la nutrition et ne savez pas par où commencer, ça peut être un bon début.

Il s'agit d'être intelligent avec votre cuisine et les aliments que vous consommez.

En espérant que vous lisez déjà ce livre, n'abandonnez pas, suivez les instructions. Mangez sains et prenez soins de votre corps!

Printed in France by Amazon
Brétigny-sur-Orge, FR

20466241R00070